TRAITEMENT

DES

FIÈVRES PERNICIEUSES

EN GÉNÉRAL

ET DE LA

FIÈVRE HÉMOGLOBINURIQUE

EN PARTICULIER

Par le Dr Basile M. MOUSSÉOS

DE L'UNIVERSITÉ D'ATHÈNES

Avec une Lettre-Préface de M. le Dr LAVERAN

'Ιητρικὴ δὲ παντα πάλαι ὑπάρχει, καὶ ἀρχὴ καὶ ὁδὸς εὑρημένη, καθ' ἣν καὶ τὰ εὑρημένα πολλά τε καὶ καλῶς ἔχοντα εὕρηται ἐν πολλῷ χρόνῳ, καὶ τὰ λοιπὰ εὑρεθήσεται, ἤν, τις ἱκανὸς τε ἐὼν καὶ τὰ εὑρημένα εἰδὼς, ἐκ τουτέων ὁρμώμενος ζητέῃ.

ΙΠΠΟΚΡΑΤΗΣ
Περὶ 'Αρχαίης ἰητρικῆς.

PARIS

VIGOT FRÈRES, ÉDITEURS

23, PLACE DE L'ÉCOLE DE MÉDECINE, 23

1900

TRAITEMENT

DES

FIÈVRES PERNICIEUSES

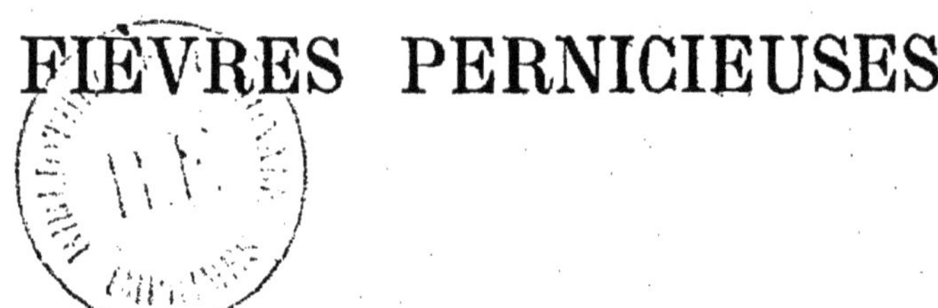

TRAITEMENT

DES

FIÈVRES PERNICIEUSES

EN GÉNÉRAL

ET DE LA

FIÈVRE HÉMOGLOBINURIQUE

EN PARTICULIER

Par le Dr Basile M. MOUSSÉOS

DE L'UNIVERSITÉ D'ATHÈNES

> Ἰητρικῇ δὲ παντα πάλαι ὑπάρχει, καὶ ἀρχὴ καὶ ὁδὸς εὑρημένη, καθ' ἣν καὶ τὰ εὑρημένα πολλά τε καὶ καλῶς ἔχοντα εὕρηται ἐν πολλῷ χρόνῳ, καὶ τὰ λοιπὰ εὑρεθήσεται, ἤν, τις ἱκανὸς τε ἐὼν καὶ τὰ εὑρημένα εἰδὼς, ἐκ τουτέων ὁρμώμενος ζητέῃ.
>
> ΙΠΠΟΚΡΑΤΗΣ
> Περὶ Ἀρχαίης ἰητρικῆς.

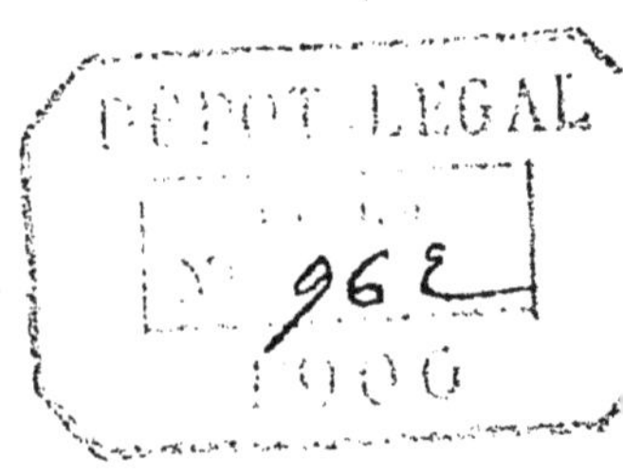

PARIS

VIGOT FRÈRES, ÉDITEURS

23, PLACE DE L'ÉCOLE DE MÉDECINE, 23

1900

À LA MÉMOIRE SACRÉE DE MES PARENTS

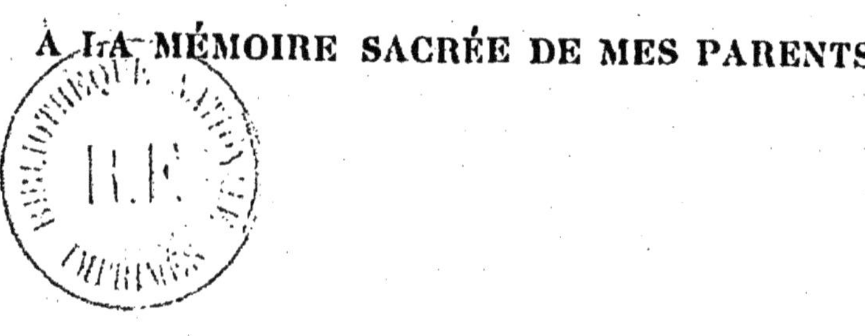

A son Excellence M. Nicolas Louizidés, chevalier de la croix d'argent du Sauveur; titulaire de Moutémaïz et Osmanié, 3e ordre de l'Empire ottoman; grand bienfaiteur de mon pays, Makri et Lebissio, en témoignage de ma gratitude.

A mon très sincère ami Ohanés Mingrian, en témoignage de mon amitié et de ma considération.

A M. le Docteur Mousséos.

Mon cher Confrère,

J'ai lu avec beaucoup d'intérêt votre travail sur le Traitement des fièvres pernicieuses en général et de la bilieuse hémoglobinurique en particulier, *et je l'ai présenté avec grand plaisir à l'Académie de Médecine.*

La petite ville de Macri, où vous exercez, se trouve dans des conditions très favorables au développement de l'endémie palustre; vous avez eu souvent l'occasion d'observer des accidents pernicieux, et vous avez acquis une grande expérience dans le diagnostic et le traitement de ces accidents; vous avez donc été très bien inspiré en résumant les résultats de votre pratique.

Je suis d'accord avec vous sur la plupart

des questions que vous traitez dans votre travail.

Vous avez bien vu que la perniciosité dépend non de la nature de l'hématozoaire (qui est le même dans les fièvres légères et dans les fièvres graves), mais des prédispositions individuelles, et, en particulier, d'un affaiblissement de l'organisme produit par des maladies étrangères au paludisme ou par le paludisme lui-même; les cachectiques palustres, les malades affaiblis par la dysenterie, les alcooliques sont fréquemment les victimes des accès pernicieux.

Vous rangez avec raison, je crois, la bilieuse hémoglobinurique parmi les pernicieuses.

L'hémoglobinurie quinique est aujourd'hui bien connue; elle a été étudiée notamment par plusieurs de vos compatriotes : Karamitzas, Théophanidis, Pispiris, Pampoukis, Chomatianos, Sp. Kanellis.

D'après Tomaselli et P. Moscato, la quinine pourrait produire non seulement l'hé-

moglobinurie, mais aussi une fièvre bilieuse hémoglobinurique, et la plupart des cas de bilieuse hémoglobinurique des pays chauds devraient être rapportés à l'intoxication par la quinine bien plutôt qu'au paludisme. Cette opinion a été reprise récemment et défendue avec beaucoup de talent par M. le Professeur Koch.

Koch s'appuie surtout sur ce fait que l'examen du sang, au point de vue de la recherche des hématozoaires du paludisme, est souvent négatif chez les malades atteints de bilieuse hémoglobinurique; mais on peut répondre à cela : 1° que la présence des hématozoaires a été constatée chez un certain nombre de ces malades; 2° que dans les cas d'hémoglobinurie, les hématies malades, contenant des parasites, sont rapidement détruites, ce qui explique la disparition momentanée des hématozoaires.

La bilieuse hémoglobinurique ne s'observe guère, comme vous le dites, que chez d'anciens palustres; elle a été signalée chez des malades qui n'avaient jamais pris de quinine ou qui, du moins, n'en avaient pas pris récemment; enfin le traitement par la quinine, sagement formulé, donne souvent de bons résultats dans cette maladie, ce qui serait étrange si vraiment il s'agissait d'une intoxication quinique.

Il reste aussi à expliquer pourquoi la bilieuse hémoglobinurique quinique ne s'observe pas dans tous les pays où règne le paludisme, bien que la quinine soit d'un usage général.

Vous exposez très bien dans votre travail les merveilleux résultats qu'on obtient dans le traitement des accès pernicieux en employant larga manu *la quinine et spécialement les injections hypodermiques de chlorhydrate de quinine.*

Dans les cas de collapsus ou de prostration marquée, vous préconisez, à titre de médication adjuvante, les injections de sérum artificiel (200 à 300 grammes par jour). Dans les formes algides ou cholériques, la circula-

tion capillaire se fait très mal; par suite, l'absorption de la quinine injectée sous la peau est difficile; il est urgent de rétablir la circulation comme chez les cholériques; on conçoit donc sans peine que l'injection de sérum artificiel puisse rendre des services.

A titre de stimulant, vous employez la strychnine; je crois que les injections de caféine peuvent rendre les mêmes services et qu'elles sont d'un maniement plus facile.

Comme je l'ai dit à l'Académie de Médecine, votre travail constitue une très intéressante contribution à l'étude des fièvres pernicieuses et de leur traitement; quand on songe surtout aux conditions de travail dans lesquelles vous êtes placé à Macri, on doit vous féliciter des résultats auxquels vous êtes arrivé.

Qu'il me soit permis en finissant de former un souhait qui ne s'adresse pas uniquement à vous, mon cher Confrère, mais à tous les médecins grecs.

Les médecins grecs, qui sont si bien placés,

en général, pour l'étude du paludisme et qui ont publié d'excellents travaux sur les fièvres palustres considérées au point de vue clinique, me paraissent avoir un peu négligé les recherches relatives au microbe du paludisme et aux modes de l'infection palustre.

Il est à désirer qu'ils prennent une part plus active aux recherches en cours qui ont pour objet d'élucider certains points encore obscurs de l'histoire si compliquée de l'hématozoaire du paludisme; les questions de l'infection par les moustiques, de la prophylaxie du paludisme par la destruction des moustiques ou par les moyens propres à préserver de la piqûre de ces insectes, sont à l'ordre du jour; beaucoup de médecins grecs pourraient assurément fournir des données intéressantes pour la solution de ces problèmes

Pour étudier ces questions, il n'est pas nécessaire d'avoir fait des études spéciales, ni d'avoir à sa disposition un laboratoire. Avec un microscope et quelques réactifs très simples, on peut faire d'excellentes et très précieuses observations.

Ces études, en dehors de leur importance scientifique, ont une importance pratique très grande; c'est ainsi qu'à Macri il serait peut-être possible de prendre des mesures prophylactiques pour restreindre l'endémie palustre. Je vous engage fort à entrer dans cette voie; vous guérissez les accès pernicieux, c'est très bien; si vous réussissez à prévenir les fièvres, ce sera encore mieux.

Je vous prie d'agréer, mon cher Confrère, l'expression de mes sentiments tout dévoués.

A. LAVERAN.

Un certain nombre d'auteurs ont, au cours de ces dernières années, traité de la fièvre hémoglobinurique. Cependant, les différentes formes sous lesquelles elle se présente, les symptômes cliniques particuliers de cette forme des fièvres pernicieuses, le diagnostic différentiel, l'étiologie et le traitement de cette maladie sont encore obscurs ou imparfaitement élucidés.

En une période de dix années, durant laquelle j'exerçai la médecine dans un pays très marécageux, j'eus l'occasion d'observer plus de deux cents cas de fièvres pernicieuses, dont soixante cas de fièvre hémoglobinurique. J'ai donc pu faire, de cette maladie trop souvent mortelle, une étude approfondie, en même temps que j'en recherchais le traitement le plus prompt et le plus efficace.

Ce sont les résultats de cette étude et de ces recherches thérapeutiques, touchant les fièvres pernicieuses en général, et la fièvre hémoglobinurique en particulier, que j'ai l'honneur de soumettre humblement à l'Académie de médecine de Paris.

I

Topographie de Makri

(ASIE MINEURE)

Avant d'entrer dans mon sujet, je crois qu'il n'est pas inutile d'esquisser une description topographique du lieu où se sont exercées mes recherches, et de montrer à quelles conditions physiques, hygiéniques et atmosphériques s'y trouve soumise la population.

La ville de Macri, composée de deux à trois cents maisons, compte à peu près 2.000 habitants. C'est une ville maritime située sur le littoral de l'Archipel, en face de l'île de Rhodes, et dans l'enfoncement du golfe *Glaucus,* sur l'emplacement de l'antique Telmissos (1) de Lycie, que les affaissements successifs du sol

(1) Τελμσ, marécage.

ont fait descendre presque entièrement au-dessous du niveau de la mer.

Elle est bornée au nord par d'immenses étangs qui se déversent dans la ville en de nombreux ruisseaux; à l'est par le golfe de Macri; à l'ouest et au sud, de hautes montagnes lui font un écran qui arrête les rayons solaires. Le cul-de-sac formé par le golfe, aboutissant à un grand port entouré de collines et de marécages, l'ombre projetée par les montagnes tiennent la malheureuse ville en un perpétuel calme de mort, que les orages ou un vent violent viennent rarement troubler. La privation d'air et de soleil, ces premiers facteurs de la force vitale, une atmosphère humide, imprégnée de miasmes fétides, une ceinture de marais infects où seules vivent des légions coassantes, tout ce sinistre enchaînement des éléments fait de ce lieu un redoutable foyer de paludisme.

Il y a trente ans, on n'y trouvait que de rares habitants, en été surtout. Depuis ce temps, l'extension donnée à son commerce par suite de l'excellente situation du port, y a amené une population fixe, souvent décimée par le germe palustre.

Je dois ajouter que les habitants de Macri ont aujourd'hui une parfaite conscience du danger auquel ils sont exposés et que, avec l'aide du gouvernement, des travaux d'assainissement ont été entrepris en vue d'améliorer le sort de ces malheureuses gens.

Quoi qu'il en soit, la situation de la ville, l'humidité persistante qui l'enveloppe en toute saison, la privation périodique des rayons solaires, la haute température qui l'accable en été et s'abaisse peu en hiver, les nombreux marais qui l'entourent sur une vaste étendue, tout contribue à favoriser la production, le développement et l'évolution du germe palustre, portant la désolation sur la majeure partie de la population, celle qui ne peut émigrer pendant toute la durée de l'été.

C'est dans ce milieu que je me suis appliqué à l'étude du miasme paludéen, m'efforçant de former un traitement utile, amassant les notes et observations que j'ai l'honneur de soumettre à l'Académie de médecine.

II

Formes de la fièvre hémoglobinurique

Je n'admets qu'une forme de fièvre hémoglobinurique : c'est la fièvre hémoglobinurique palustre, qui se nomme aussi bilieuse hémoglobinurique, à cause de la teinte ictérique qui se produit sur le corps du malade, et qui est proportionnelle au degré d'empoisonnement du sang par le miasme marécageux.

J'ose dire que la fièvre hémoglobinurique catarrhale n'existe pas. Du moins, je n'ai constaté aucun cas de cette fièvre par le refroidissement, parmi mes 60 observations, quoique le pays où j'exerce soit extrêmement humide et que les habitants, par leur genre d'occupation, s'exposent tous les jours aux brusques variations de l'atmosphère.

Quant à la fièvre hémoglobinurique quinique, ce n'est pas, à mon avis, une fièvre, mais une hémoglobinurie, ou plutôt un empoisonnement aigu quinique, dont l'hémoglobinurie est le symptôme dominant, et tous ceux qui ont décrit la fièvre hémoglobinurique quinique furent induits en erreur par la coïncidence de l'empoisonnement aigu par la quinine, avec la fièvre paludéenne bénigne ou maligne. Je suis convaincu que l'hémoglobinurie est un symptôme nosologico-pathologique produit:

1° Par le germe palustre, au cours d'un accès pernicieux et plus rarement au cours d'une fièvre intermittente simple ; d'où elle prend la définition de fièvre hémoglobinurique palustre ;

2° Par la quinine, provoquant l'empoisonnement aigu, et, dans ce cas, elle prend la dénomination d'hémoglobinurie quinique et non pas de *fièvre* hémoglobinurique quinique, car aucune fièvre ne s'observe au cours de l'empoisonnement aigu par la quinine.

III

Étiologie

Tout en m'occupant de l'étiologie de la fièvre hémoglobinurique palustre, je crois devoir traiter, en général, de l'étiologie du *type des fièvres pernicieuses*, dont cette fièvre même est une des formes.

J'ai employé le terme « type des fièvres pernicieuses », car je suis convaincu que toutes ces fièvres se présentent toujours sous un même type nosologico-pathologique, affectant il est vrai, différentes formes qui ont valu autant de noms aux fièvres pernicieuses. En d'autres termes, ces fièvres sont une unité nosologique qui se présente sous diverses formes spécifiques.

A dater de l'époque où l'éminent professeur du Val-de-Grâce, M. Laveran, découvrit le plasmode qui a reçu le nom du savant médecin, l'étiologie des fièvres palustres, jadis très obscure, a été sérieusement élucidée. On ne peut plus douter que ce ne soit l'hématozoaire qui produit, au cours de son évolution, les deux types différents, au point de vue clinique nosologique, soit le simple accès intermittent et la fièvre pernicieuse. Je ne me suis point guidé, dans cette affirmation, par un respect aveugle pour le créateur de cette théorie; mais les observations et les études minutieuses faites sur un grand nombre de malades malariques m'ont amené à admettre que l'hématozoaire de Laveran, pendant son évolution vitale, produit, suivant l'état maladif de l'organisme, tel ou tel type de fièvre paludéenne.

Pour ma part, je crois que l'hématozoaire est le même dans les deux types de la fièvre paludéenne :

1° Parce que je l'ai retrouvé semblable, sous le microscope, dans les deux types de l'empoisonnement malarique ;

2° Parce que toutes les formes, sans exception, de la fièvre maligne, ont des symptômes généraux et communs inhérents à une même entité morbide ;

3° Parce que j'ai vu quelques formes au cours de leur évolution, se changer en d'autres formes : la fièvre hémoglobinurique prendre la forme algide ; la pernicieuse fébricitante [καῦσος], en celle d'une péritonite ou d'une méningite paludéenne ; la fièvre gastro intestinale pernicieuse devenir hémoglobinurique ;

4° Parce que la même méthode thérapeutique, différente seulement par son intensité, agit contre les diverses formes de la fièvre pernicieuse.

Tel ou tel état de l'organisme au moment de la première invasion de l'hématozoaire de Laveran, contribue pour une large part à la production et au développement de l'un des deux types de fièvre. Plus l'organisme est affaibli par des maladies antérieures et particulièrement par des accès paludéens, plus sa santé générale a été ébranlée par la cachexie palustre, plus la production du type pernicieux est facile, fréquente et rapide.

En règle générale, un, deux et même trois accès intermittents précèdent toujours le type malin de la fièvre palustre. Ce passage du simple intermittent au type pernicieux est plus fréquent dans les fièvres intermittentes qui ne sont pas systématiquement traitées et presque inévitable chez ceux qui, négligeant de se soumettre au traitement spécifique, demeurent en proie à la pullulation du plasmode.

Etant donné que l'hématozoaire vit et se développe aux dépens des globules rouges, le plus ou moins de vitalité de ces derniers contribue grandement au développement du premier. Or, plus la vitalité des globules rouges est affaiblie, plus le terrain est propre au développement de l'hématozoaire et inversement. D'autre part, les toxines ayant une grande influence, tant sur le plasma que sur les globules rouges, et mettant en concordance l'état général du sang avec les maladies qui attaquent sa composition chimique elle-même —au premier rang la fièvre intermittente et la cachexie palustre — je me suis persuadé que ces derniers facteurs sont les seuls qui prédisposent à la fièvre pernicieuse.

Je pourrais citer à l'appui de cette thèse de nombreuses observations. Des malades, jusqu'alors bien portants, furent pris de fièvres pernicieuses graves, ayant pour la plupart entraîné la mort, quoiqu'ils n'eussent pas été atteints de maladies antérieures débilitantes, mais de récentes fièvres intermittentes non traitées par la quinine.

Soit donc que l'hématozoaire agisse immédiatement sur les globules rouges, ou indirectement par les toxines qu'il secrète, en entraînant une certaine décomposition du plasma sanguin, le germe palustre restera, par excellence, le poison du sang, amenant à bref délai sa complète destruction, ainsi que la brusque interruption de la nutrition et du fonctionnement du système nerveux central.

Cette opinion est sanctionnée :

1° Par les expériences de Boisson, qui a démontré que, pendant une invasion de fièvre pernicieuse, le nombre des globules rouges tombe de 6.000.000 à 1.700.000, à 670.000 et même à 200.000 et à 100.000 minimum ;

2° Parce que, alors que toutes les maladies contagieuses, par l'hyperpyrexie qu'elles provoquent, produisent sur l'organe affecté des altérations pathologiques, la fièvre pernicieuse, dans la plupart des cas, à mesure qu'elle augmente d'intensité et d'acuité, voit diminuer son influence thermogène et augmenter son pouvoir destructif sur les globules rouges.

Le fait que toutes les maladies phlegmoneuses produisent une pyrexie intense et souvent analogue aux altérations pathologiques de l'organe affecté, et que, au contraire, la fièvre pernicieuse, en augmentant d'intensité et d'acuité, perd son influence thermogène, que nulle altération pathologique, soit macroscopique, soit microscopique, ne se présente chez ceux qui en succombent, ce fait n'est-il pas une preuve évidente que l'hématozoaire altère la substance même du sang ? Ceci explique que l'on observe la pyrexie ou l'hypothermie, surtout dans le summum de son évolution, et, à l'autopsie, l'absence de localisations pathologiques.

Dans toutes les autopsies faites, jusqu'à présent, aucune altération pathologique évidente ne démontre la cause qui entraîna la mort du malade ; cela prouve que la lésion, non précisée encore par la science, subsiste dans la composition même du sang.

3° Parce que, dans les fièvres pernicieuses, qu'elles se présentent avec complication ictérique ou non, la teinte terreuse, verte bilieuse, cireuse de la face domine les symptômes du type pernicieux ; Künne et Rewier ont même prouvé que la bile a une grande influence sur les globules rouges, en les rendant plus fragiles et accessibles à l'hématozoaire de Laveran.

4° Parce que dans les maladies pyrétiques, les urines de ceux qui souffrent du paludisme contiennent une plus grande quantité de fer que les urines de ceux qui souffrent d'autres maladies pyrétiques et que cette sécrétion d'urines est analogue, quant à l'intensité, à la durée et à la gravité de l'accès palustre ; connaissant le rôle du fer dans la vitalité autant que dans la composition du sang, on voit combien sa diminution seconde l'altération des globules rouges et finalement leur destruction par le plasmode, c'est-à-dire la déglobulisation du sang et la diminution de son action assimilatrice.

Ces vérités scientifiques et l'observation parallèle des symptômes généraux du type pernicieux, mènent à cette conclusion que l'hématozoaire agit destructivement sur le sang, en l'empoisonnant par son action propre ou par ses toxines.

Cette propriété seule suffirait à expliquer son influence sinistre, sa multiplication rapide et la mort presque foudroyante de celui qui en est atteint. Néanmoins, partant d'une preuve négative, nous pourrons arriver à la même conclusion :

Si nous admettons que la fièvre hémoglobinurique est la forme par excellence des affections pathogéniques du type de la fièvre pernicieuse, du moins pour notre climat ; si nous constatons que l'hématozoaire, par une action directe ou reflexe, provoque la désagrégation complète de l'hémoglobine du sang, ce que l'examen au microscope ou au spectroscope démontre, pour ainsi dire, d'une façon palpable ; nous devrons reconnaître que le même mécanisme de la décomposition du sang se reproduit dans les autres formes de la fièvre pernicieuse et constitue chimiquement, mécaniquement ou morphologiquement, les diverses formes de la fièvre pernicieuse : fièvre algide, délirante, comateuse, diaphorétique, cholériforme, épileptiforme, syncopale, gastralgique, phrénétique, etc., etc., enfin cette multitude de formes de fièvres pernicieuses, dont l'énumération est presque impossible.

J'admets, d'ailleurs, que l'hérédité du malade, ses différentes diathèses et le lien de la moindre résistance *(locus minoris resistantiæ)*, contribuent pour une large part à tel ou tel changement du type de la fièvre pernicieuse.

Quoiqu'il en soit, la fièvre pernicieuse est un empoisonnement aigu malarique du sang par l'hémotozoaire de Laveran, qui agit mortellement sur le malade qui en est affecté, si on ne lui oppose une intervention immédiate et énergique.

Que ce soit donc l'hématozoaire ou ses toxines qui agissent sur le sang et notamment sur les globules rouges, pendant la fièvre hémoglobinurique, le résultat général est la décomposition de l'hémoglobine du sang par le plasmode, sa circulation dans le plasma sanguin, l'*hémosphærinémie* proprement dite, sa sécrétion à travers les reins et par conséquent sa présence dans les urines. Ce symptôme est l'hémoglobinurie, appelée ainsi par ceux qui ont écrit sur ce sujet. En disant donc hémoglobinurie, on entend la présence dans les urines de l'hémoglobine, c'est-à-dire de la substance colorante du sang ; tandis que par

3

hématurie on entend l'existence des globules rouges dans les urines.

Je ne me propose point d'examiner, ici, le mécanisme par lequel se produit la décomposition de l'hémoglobine ni le lieu où elle s'élimine ; je ne veux point entrer en des théories hasardées.

Ce n'est qu'en ramenant mes observations, mes conclusions et mon opinion, au point de vue clinique et thérapeütique, que j'ai l'honneur de les soumettre humblement au monde médical, trop heureux si je puis contribuer, tant soit peu, à élucider une question si contestée et si obscure. Je me contenterai seulement de rapporter que le mécanisme de la décomposition de l'hémoglobine se produit dans le sang en circulation ; que c'est le plasmode qui est la cause de cette décomposition, par la présence de la bile qui entre abondamment dans le sang.

Si la quinine, par son action sur les globules sanguins amène également leur décomposition, il n'en est pas moins vrai qu'une prédisposition spéciale, inconnue jusqu'à l'heure actuelle, les rend accessibles à cette action de la quinine.

Du moment qu'on ne connaît pas la nature de l'influence chimique et physique de la quinine sur les globules rouges sous laquelle se produit l'hémoglobinurie, on doit accepter une prédisposition ou une propriété acquise des globules sanguins, propre à cette action. Je me demande pourquoi la quinine absorbée en grande quantité chez la plupart des personnes, n'amène aucune action pareille, tandis que chez d'autres, prise à doses très minimes, elle produit une hémoglobinurie très dangereuse ? Et pourquoi ce changement de l'action de la quinine survient-il si brusquement dans des organismes qui lui étaient si tolérants.

C'est donc le sang qui subit une altération ; mais pourquoi le sang contracte-t-il cette sensibilité ou cette prédisposition ?

Serait-ce que le plasmode rend le sang tel qu'il puisse éliminer à l'improviste son hémoglobine dès son contact avec la quinine, ou la quinine, par ses sels ou par leur combinaison avec les liquides gastriques, produit-elle une certaine combinaison chimique provoquant l'hémoglobinurie ?

Ce qui est certain, c'est que la quinine —

toujours en combinaison avec le germe palustre et jamais seule — élabore cet achèvement pathologique.

On énumère de nombreuses causes à l'hémoglobinurie.

Plusieurs auteurs à différentes époques ont désigné l'hydrogène arsénieux, la glycérine, l'acide pyrogalique, la teinture d'iode, le sulfate de cuivre, l'acide sulfurique et certains autres produits chimiques comme pouvant amener l'hémoglobinurie ; quelques maladies contagieuses, la pneumonie et la fièvre typhoïde notamment, seraient dans le même cas. On a également observé l'hémoglobinurie à la suite d'une transfusion de sang ou de brûlures très étendues. Ces causes ont suscité bien des commentaires dans le monde médical, cependant la question reste en suspens, car on se demande comment la décomposition de l'hémoglobine pourrait bien se produire à la suite d'une brûlure étendue. Il y a pourtant deux causes principales et habituelles qui doivent surtout retenir l'attention du praticien, car en se confondant entre elles, elles engagent dans le doute et l'inertie. Ce sont le *germe palustre* et la *quinine*.

De grandes discussions se sont élevées dernièrement parmi les médecins explorateurs; il s'agissait de savoir si la quinine et le germe palustre peuvent, chacun sans le concours de l'autre, amener l'hémoglobinurie.

Les uns, et ce sont les partisans de l'école du savant professeur italien Tomazelli, pensent que l'hématozoaire Laveran ne peut jamais produire ce symptôme et que chaque fois qu'il s'observe au cours de l'évolution des fièvres paludéennes, on le doit toujours à la quinine.

Guidé par ces idées, M. Tomazelli, les a peut-être dépassées en décrivant une fièvre tout à fait spéciale et indépendante, provenant — selon lui — de l'emploi de la quinine et qu'il appelle *fièvre icterohématurique (!) quinique*.

Quelques adeptes de son école, comme le fait remarquer l'éminent docteur Laveran dans son récent *Traité du Paludisme*, se sont trop hâtés de se prononcer, peut-être, en la nommant Maladie de Tomazelli.

Fidèlement attachés à cette idée, ils se refusent énergiquement à prescrire la quinine dans les cas où il s'agit d'hémoglobinurie.

Je dois protester hautement contre cette espèce de dogme, car j'ai vu nombre de malheureux, victimes de ce traitement erroné !

Je déclare que la fièvre icterohématurique quinique n'existe pas, au moins telle que M. Tomazelli l'a décrite ; elle ne s'est jamais présentée dans mes soixante observations.

Les autres, dont je partage l'avis, se basant avec raison sur des observations cliniques et thérapeutiques, admettent que le germe palustre produit l'hémoglobinurie aussi bien que la quinine. J'ajoute même que la quinine ne peut déterminer l'hémoglobinurie, que chez ceux qui sont en proie au germe palustre et non spontanément sous l'influence du plasmode.

J'ai vu, en exerçant ma profession, de nombreux cas dus à ces causes. Relativement à l'hémoglobinurie par la quinine, je relaterai plus loin certaines observations très caractéristiques. En ce qui concerne le germe palustre, comme cause indépendante et très habituelle de l'hémoglobinurie, je montrerai les résultats du traitement thérapeutique que j'expose longuement dans mon chapitre spécial. Voici deux observations que je cite immédiatement comme très intéressantes.

OBSERVATION A

Le malade Moustafa, d'Alicarnasso (Boudroum), en sa qualité de fonctionnaire, vint à Makri, au mois de décembre. Très jeune, à peine âgé de 24 ans, de teint rosé, il était d'une robuste constitution et d'une corpulence d'athlète. De bonne hérédité, il ne comptait aucune maladie antérieure.

Le 12 janvier 1899, il fut pris vers deux heures du matin, de frissons, de céphalalgie et ne put dormir jusqu'au matin. A midi il eut des sueurs et reprit son humeur habituelle. Le lendemain matin, il fut de nouveau pris des mêmes symptômes que le jour précédent, suivis de nausées. Cet état dura jusqu'à quatre heures de l'après-midi. Il se traita lui-même en prenant de l'huile de ricin, des limonades et en s'appliquant des sinapismes sur les tempes. A minuit il fut de nouveau pris de terribles frissons qui durèrent deux heures. Ses frissons furent suivis d'une soif inextinguible et de fièvre. Le malade accusait des douleurs dans la région lombaire, un grand mal de tête et éprouvait une sensation de chaleur en clignotant les paupières.

Le 15, de bon matin, on m'appela en toute hâte. Le teint du malade était pâle, terreux, les ailes du nez tendues, l'œil hagard; il était tourmenté de soif et de riptasmes. Paroles incohérentes, conjonctives ictériques, osphyalgie. Température 40°6, pouls 130, vomissements bilieux. Envies d'uriner sans y parvenir. Sur mon insistance, il y parvint cependant, et j'aperçus avec un grand étonnement que ses urines étaient noires. Leur quantité était très minime. Le malade n'ayant jamais de sa vie pris de quinine, je pensai à lui examiner le sang sous le microscope, avant d'intervenir. J'observai une énorme quantité d'hématozoaires de Laveran, dans les différentes formes de leur évolution. Cet examen fut fait en présence de mon bien distingué confrère, M. P. Paulidès, docteur de la Faculté de médecine de Paris. La durée de la fièvre fut de huit jours, tandis que l'hémoglobinurie n'en dura que quatre. Suivant ma méthode thérapeutique, les résultats furent excellents. Son état était affreux, sa face profondément imprégnée de jaune. Ses forces étaient épuisées à ce point qu'à peine pouvait-il à grands efforts se lever de son lit. Peu de temps après il était debout et je lui conseillai de changer de climat pour sa prompte convalescence.

OBSERVATION B

La malade, Mme D.-G. Saraphis, âgée de 28 ans, de bonne constitution, mère de deux enfants, dont l'un mourut à la suite d'une fièvre algide; tourmentée, pendant tout l'été, par des fièvres intermittentes, elle fut atteinte vers le mois de décembre 1898, d'une hémoglobinurie intermittente qui, le matin, se présentait avec frisson et pyrexie, et disparaissait le soir avec éphidrose. On m'appela dans le second accès et je la trouvai alitée, très pâle, d'une teinte ictérique, avec température 38°7. Elle accusait une céphalalgie, une soif légère, des nausées et un grand épuisement aux genoux l'empêchant de se lever. Elle me raconta que l'hémoglobinurie lui était survenue la veille sans avoir pris de quinine, que le jour même, dès qu'elle en eut pris, à quatre heures, elle fut prise de frissons avec hémoglobinurie et que ce second accès avait été plus violent que le premier. Je n'hésitai pas à soumettre la malade à ma méthode thérapeutique et je lui fis sur-le-champ une injection de 0.25 de quinine, certain qu'elle était paludique sur le témoignage de la malade et sur l'aspect général qu'elle présentait. Au bout de quatre heures je me rendis auprès d'elle ; je la trouvai paisible, sans fièvre, avec éphidrose, pulsations 100, anorexie, ailes du nez peu tendues ; je fis une nouvelle injection de quinine. Le soir la malade se portait aussi bien qu'à midi. Je communiquai cette forme intermittente de l'hémoglobinurie bénigne à mon confrère M. P. Paulidès, qui me recommanda d'administrer la quinine avec l'ergotine à l'intérieur, mais non en injections sous-cutanées. L'intérêt scientifique, autant qu'une infraction à ma méthode thérapeutique, me fit employer la quinine avec l'ergotine à l'intérieur. Donc, je ne fis plus d'autre injection de quinine, mais je prescrivis 1,50 gr. de cette dernière avec 0,75 gr. d'ergotine Bonjean, en dix pilules, à prendre deux à intervalles de deux heures. Le lendemain la malade se portait bien et n'accusait qu'un épuisement et un petit malaise. A midi et le soir l'état persistait, je lui prescrivis de nouveau la quinine avec l'ergotine à la même dose que la veille.

Il devait être deux heures du matin, lorsque je fus appelé en toute hâte chez la malade, auprès de laquelle je me rendis à l'instant. Elle venait d'expirer. On me raconta ce qui s'était passé dans la nuit : une soif ardente la tourmentait continuellement, elle n'avait pas dormi du tout et elle fut prise d'un frisson si intense avec un terrible grincement de dents, que tous ceux qui étaient autour d'elle, terrifiés, allèrent à son secours. La face convulsée, les extrémités froides jusqu'aux coudes et aux genoux, livide et hippocratique, la malade était baignée dans un sang noir. Le frisson se produisit avec des urines noires et abondantes de plus d'un litre.

Quand l'héloplasmode est laissé libre dans son évolution, son action destructive est si foudroyante et si douloureuse qu'elle touche et remplit d'horreur le spectateur de cette scène horrible !

De pareils accidents me convainquirent de ne jamais abandonner des mains, dans des pays marécageux, la précieuse seringue de

Pravaz. Elle doit être l'assidue compagne des médecins de la Méditerranée.

Je crois inutile de faire ici l'historique de la maladie de Philisque, décrite avec une si prodigieuse clarté par le père de la médecine et, après lui, par tant d'autres auteurs. Je considère cette question comme résolue et incontestable ; j'ajoute seulement que la quinine et le germe palustre peuvent, en de rares occasions, produire en commun l'hémoglobinurie. Un malade atteint d'accès pernicieux, chez lequel le miasme palustre a aussi amené l'hémoglobinurie, peut avoir en même temps une prédisposition à l'hémoglobinurie quinique. Dans ce cas désastreux, le médecin doit user d'une grande prudence, en ayant immédiatement recours au bleu de méthylène.

Il y a par conséquent deux causes principales de l'hémoglobinurie : l'*hématozoaire de Laveran* et la *quinine*.

Lorsque l'hémoglobinurie provient du germe palustre, la fièvre paludéenne qui la provoque s'appelle du nom même de ce symptôme *fièvre hémoglobinurique palustre*.

Comme la fièvre hémoglobinurique palustre peut être de deux sortes : bénigne ou maligne, je propose, pour ma part, qu'elle soit divisée en type bénin et en type malin.

Le type bénin n'est autre chose que les diverses formes intermittentes. Le type malin est celui que je décrirai ci-dessous.

Ainsi j'ai souvent observé une simple intermittente amenant l'hémoglobinurie comme le démontre la seconde observation ci-dessus. De même on peut avoir la fièvre hémorrhagique (petecnique pigmentée) palustre, l'ictérique et gastroentérique bénigne et maligne. Mais le traitement de ces formes bénignes doit être tel que je le décris dans la première période de ma méthode thérapeutique, comme si on traitait une fièvre maligne dans sa première évolution. Car ces formes bénignes sont toujours précurseurs des malignes et prédisposent ainsi l'organisme à son invasion.

L'hémoglobinurie, comme je l'ai dit ailleurs, coexiste presque toujours avec la fièvre paludéenne. Cette fièvre peut être bénigne ou maligne ; il peut donc arriver que l'hémoglobinurie coïncide soit avec le type bénin, soit avec le type malin, d'où résultent la plupart des erreurs diagnostiques.

Les fièvres hémoglobinuriques palustres maligne ou bénigne et l'hémoglobinurie quinique sont très fréquentes en Asie-Mineure, où le miasme palustre sévit en maint endroit, constituant un vrai fléau. C'est ce sur quoi MM. Mense et Guennec, ainsi que M. Debrun, professeur à l'École de médecine de Beyrouth, se sont pitoyablement induits en erreur, en croyant que les fièvres hémoglobinuriques font totalement défaut dans un pays tel que l'Asie-Mineure, où, rien que dans un petit coin, je pus seul observer, en moins de dix ans, plus de soixante cas de cette fièvre, dont quinze hémoglobinuriques quiniques.

Bien d'autres aussi se trompent avec eux en appelant, à tort, l'hémoglobinurique palustre *fièvre ictérohématurique* palustre. On leur reconnait le droit de lui avoir donné la dénomination d'ictérique, à cause de l'ictère dont elle est accompagnée, mais en revanche, ils n'ont aucune raison de l'appeler du nom d' « hématurique ».

Après les travaux de Arcesler et Harley, puis en 1880, ceux de M. George Koromitras, démontrant que la teinte rouge des urines est due à la substance colorante des globules sanguins rouges ou hémoglobine, et non aux globules sanguins rouges, je crois que le terme « hématurique » doit être définitivement rejeté.

IV

Symptômes.

La fièvre hémoglobinurique étant le type le plus parfait de la fièvre pernicieuse, je crois devoir parler, en premier lieu, tout en traitant de ses symptômes particuliers, des symptômes généraux et communs aux divers types de la fièvre pernicieuse. Ces symptômes paraissent généralement dans toutes les formes de la fièvre pernicieuse, quand celle-ci se trouve à son *summum* de développement ; tandis qu'il n'en apparait que les deux tiers quand elle est à son début. Aussi les deux tiers de ces symptômes s'observent-ils dans les fièvres larvées qui doivent bientôt se transformer en fièvres pernicieuses. Nous parlerons ensuite des symptômes spécifiques de la fièvre hémoglobinurique.

I. — SYMPTÔMES GÉNÉRAUX ET COMMUNS AUX DIVERS TYPES DE LA FIÈVRE PERNICIEUSE

Les symptômes généraux et communs aux types de la fièvre pernicieuse sont au premier rang ceux qui ont trait à la face et à l'état général du malade. Je les divise en neuf parties.

1° *Teinte.* — La teinte de la face est en général très caractéristique. La face paraît desséchée et se colore d'une teinte pâle, terreuse. Mais pour ceux qui ont l'épiderme de la face mince et laiteuse, cette teinte se localise principalement sur le dos du nez ; avec le temps, les accès se répétant, cette teinte se prolonge jusqu'à l'angle interne des yeux et, finalement, dans les cas les plus désespérants, elle s'étend successivement sur le front, les tempes, les paupières et les joues, de façon qu'elle donne au malade un aspect sinistre.

2° *Expression.* — Celle-ci, au début, est paisible et très peu différente de l'expression physiologique pendant les deux premiers accès, et plus ceux-ci se succèdent plus celle-là se présente inquiète, sombre et altérée.

3° *Yeux.* — Si saillants que les yeux puissent être de leur orbite avant l'invasion de l'accès, il s'y enfoncent toujours plus ou moins. Cet enfoncement est très caractéristique, son degré peut varier de 5 millimètres à 1 centimètre. Le regard du malade a une expression tout à fait bizarre qui, avec l'enfoncement commençant à se manifester, attire, de prime abord, l'attention d'un observateur. Tantôt il est timide et alors il envisage les alentours avec incertitude, tantôt il est hagard, tantôt brillant et perçant.

4° *Nez.* — Que la température augmente ou n'augmente pas d'intensité, qu'une congestion siège ou non dans les poumons, les ailes du nez sont toujours très tendues, de façon spéciale, et au fur et à mesure que les accès se multiplient, les ailes se tendent de plus en plus en lui donnant le type classique du nez hippocratique.

5° *Oreilles.* — Les oreilles, dans toute la durée de la fièvre, sont pâles au début de l'accès : elles sont tantôt froides, tantôt chaudes ; froides au début de l'accès et pendant les frissons ; chaudes dans le cours de la fièvre. Après le troisième ou quatrième accès, peut-être même plus tôt, si l'empoisonnement est intense, elles sont constamment froides.

6° *Frissons.* — Le frisson, au début des premiers accès, est intense, envahissant alternativement l'accès qui est en train d'évoluer (accès subintrants ou anticipants sans stade apyretique). Ce frisson se reproduit jusqu'au quatrième ou cinquième accès, puis cesse de se manifester dans les accès suivants, car le malade est en état de refroidissement constant et progressif de toutes les extrémités, du nez, des oreilles et des joues.

7° *Système nerveux.* — Le système nerveux offre un symptôme des plus précieux qui est l'insominie. Je n'ai jamais observé de forme de fièvre pernicieuse où ce symptôme manquât. Aussi le malade est-il sujet à un malaise très caractéristique qui l'empêche de se reposer un instant et le met en agitation perpétuelle. Il est anxieux (riptasme) avec une respiration entrecoupée et une altération de la voix. Ce symptôme se présente toujours sous le même type, différent seulement d'intensité. C'est cette intensité qui conduit sûrement le médecin à préciser la force et le degré de l'empoisonnement palustre.

8e *Système digestif.* — Une soif inextinguible, qu'il y ait fièvre ou non. La langue est tantôt rude et sèche aux bords, lisse et saburrale au milieu, tantôt inversement. Ce symptôme se manifeste dans le cas de température. Parfois, la langue ne présente aucune altération.

9° *Système circulaire.* — Le pouls est toujours petit et accéléré ; au bout du quatrième ou cinquième accès il devient filiforme, intermittent, à peine palpable. En cas de complications congestionnées des formes de la fièvre pernicieuse, il devient plein, dur, accéléré ou lent. Dans le même cas, s'il n'y a pas coïncidence du pouls avec la température et que celui-là soit accéléré en cas d'apyrexie, ou lent en hyperpyrexie, ce symptôme annonce que le cœur, tôt ou tard, ne pourra plus suffire à la marche de la maladie.

Tous les symptômes que je viens de décrire comme des symptômes généraux et communs du type pernicieux de l'empoisonnement aigu palustre et qui se rencontrent dans presque toutes ses formes, se présentent aussi, par une conséquence naturelle, dans la fièvre hémoglobinurique palustre qui est, je le répète, du moins chez nous, une de ses formes les plus fréquentes. Ces symptômes, dans les deux ou trois premiers paroxysmes, peuvent évidemment ne pas être tous bien marqués. Mais après les premiers paroxysmes ils deviennent tous bien manifestes et dominent sur toute l'habitude du malade.

C'est pourquoi un médecin pratique, visitant le malade dans les premiers paroxysmes, doit fixer son attention sur les symptômes ci-dessus décrits. Ces symptômes, bien qu'ils ne soient pas distinctement marqués, peuvent cependant conduire le médecin à prévoir la gravité de la situation du malade, à prévenir la marche rapide de l'empoisonnement palustre et à prescrire la conduite spéciale du traitement.

Non seulement des fièvres intermittentes, qu'on a négligé de combattre à temps par la quinine ou qui sont mal traitées, peuvent aboutir à une forme pernicieuse, mais aussi les fièvres larvées qui se présentent sous une forme quelconque, tels que névralgies, embarras gastriques, ictère simple ou indisposition persistante, peuvent devenir, si on n'y met obstacle, les formes les plus graves et les plus sinistres de la fièvre pernicieuse. Les diverses épidémies aussi, surtout les gastroentérites et les diarrhées vertes (cholérine des enfants) peuvent alimenter le germe palustre et le compliquer d'une forme pernicieuse, fièvre algide, épileptiforme.

Par ces études j'ai pu acquérir une expérience toute personnelle, prévoir et prévenir l'évolution progressive de l'empoisonnement palustre et sauver ainsi la vie menacée du malade. Parmi les nombreux cas que j'ai observés, sous ce rapport, pendant une longue pratique dans un pays où le paludisme s'observe dans toutes ses formes et constitue pour ainsi dire l'unique maladie, je mentionnerai les quatre suivants :

OBSERVATION A

Moustafa, turc originaire de l'île de Chypre, maréchal-ferrant, âgé de 24 ans, d'une santé vigoureuse. Un jour du mois de décembre 1895, je fus appelé chez lui en toute hâte. Il souffrait d'une douleur violente du ventre. Ayant examiné le malade j'observai les symptômes suivants : la teinte de sa face était pâle, terreuse, les ailes du nez un peu tendues, les yeux légèrement enfoncés et hagards, les extrémités refroidies, les oreilles pâles et froides. Cherchant instinctivement à calmer sa souffrance, le malade avait les genoux fléchis sur son ventre. Le pouls, petit et accéléré, marquait 140 pulsations. Langue physiologique, sans température. La douleur était spontanée et ne se manifestait guère par la pression, siégeant précisément à l'ombilic. Le système digestif, après un examen minutieux, ne présentait rien de pathologique. Ventre mou, non météorisé. Depuis trois jours le malade avait une petite indisposition et l'été dernier il avait souffert de fièvres intermittentes irrégulières. Bien que les symptômes ne fussent pas manifestes, j'ai néanmoins pu soupçonner, de prime abord, qu'il s'agissait d'un accès pernicieux. J'instituai immédiatement mon traitement spécifique et deux injections simultanées furent faites sur la région de la rate, de 0.25 de bromhydrate de quinine. Quatre heures après je retournai pour continuer mon traitement et je trouvai avec surprise le malade travaillant paisiblement dans son atelier. La teinte terreuse, la douleur, le malaise et tous les symptômes imparfaitement marqués, avaient disparu et le malade, selon son témoignage, se sentait depuis deux heures déjà bien portant. Fidèle à mon diagnostic, j'entrepris de lui faire une nouvelle injection de 0.25 de quinine. Mais il s'y refusa, je lui recommandai de prendre régulièrement pendant quelques jours de la quinine à dose de 0.25, deux fois par jour, mais le malade n'en tint pas compte.

Trente-six heures plus tard, vers deux heures du matin, ses voisins, réveillés par ses cris, m'appelèrent auprès du malade. J'arrivai à l'instant, mais dès que je me fus approché de la porte, je compris qu'il ne tarderait pas à succomber, car les cris avaient fait place à un silence de mort. J'entrai, malheureusement pour confirmer mon diagnostic de la veille et celui que je venais de faire devant sa porte : le malade était mort !

En quittant le défunt, je me pris à réfléchir : mon diagnostic était-il donc juste? S'agissait-il, en effet, d'un accès pernicieux? Il n'y avait pas de doute, car non seulement il avait été naguère atteint de fièvres intermittentes, durant lesquelles il ne voulut pas prendre de quinine, mais encore sa face présentait l'aspect de la fièvre pernicieuse avec des symptômes, à peine manifestés, mais qui ne pouvaient échapper à un œil habitué à cette maladie si variée, si polymorphe et si dissimulée. Et puis, comment pourrait-on expliquer la cessation de la douleur et la disparition de tous les symptômes de l'aspect que présentait le malade lors de ma première visite? Par la seule injection de quinine? Où donc celle-ci a-t-elle agi sur la douleur en narcotique? C'est impossible, car la quinine n'a aucune influence narcotique supérieure encore à la morphine elle-même. Assurément elle a influé sur la cause première de la douleur, c'est-à-dire sur le plasmode dont elle est le médicament spécifique. Au surplus, avec la douleur toute la symptomatologie clinique se dissipa, et le malade a recouvré sa force et sa santé primitives. Ceci admis et pleinement démontré, je me pose cette question : La science médicale pouvait-elle lui être salutaire? Oui, si l'intervention thérapeutique avait été prompte, assidue et suivie, et, pour confirmation, je cite les deux cas suivants :

OBSERVATION B

Miltiade P... P..., adulte, âgé de dix-sept ans, était atteint, depuis l'automne, de fièvres intermittentes irrégulières qui le rendirent chloro-anémique. Le régime auquel le malade était soumis et sa résidence étaient excellents. Son traitement consistait en un *usage intérieur constant* de quinine et en divers médicaments toniques. Vers le mois de septembre, il fut soudain pris d'un accès plus violent que les précédents. Je fus appelé pour la première fois et trouvai le jeune homme dans une situation perplexe, trois heures après l'invasion de la fièvre, suivie de frissons et vomissements bilieux. La teinte de son visage était pâle, terreuse et ictérique; les conjonctives subictériques, les ailes du nez un peu tendues, sans dyspnée, les oreilles froides, la langue blanche, effilée, humide et sans enduit; nausées, diarrhée; fièvre 37.7; pulsations 120. Devant ces symptômes et les antécédents, j'eus l'idée qu'il s'agissait d'une fièvre pernicieuse dans sa première période, bien que les riptasmes (ῥιπτασμοι), le malaise, la soif inextinguible manquassent au tableau clinique des symptômes, et que celui-ci se compliquât d'embarras gastro-intestinal.

J'émis cette idée de prime abord, car une longue expérience m'a enseigné à soupçonner cette maladie sournoise et là où encore ses manifestations sont plus languissantes et les indications plus faibles. Je persistai dans mon dianostic et je prescrivis 0,25 de quinine hydro-chlorique en deux cachets à prendre à intervalles de deux heures, et la potion de Rivière avec applications de sinapismes sur la région de l'estomac. J'employai à dessein ce traitement pour deux raisons : 1° pour suivre de près l'évolution de la maladie, et 2° pour confirmer mon diagnostic, sûr d'avance que la vie du malade, dès le premier accès, n'était point exposée, et que l'emploi intérieur de la quinine en arrêterait l'intensité. Je demandai aux parents du malade de m'appeler aussitôt que celui-ci aurait vomi ou dès qu'un frisson se produirait vers les premières heures du matin. En effet, à 1 heure et demie du matin le deuxième accès se produisit. Les faibles symptômes du premier paroxysme devinrent plus intenses et ceux qui manquaient apparurent : malaise intense, soif inextinguible, extrémités froides, vomissements bilieux, évacuations spontanées.

Mon diagnostic fut confirmé par l'évolution de la maladie et par le tableau clinique complet qu'il présentait déjà. Je procédai immédiatement à deux injections de 0,25 de quinine. Une demi-heure après, les extrémités se réchauffèrent, un certain soulagement succéda au malaise et l'état du malade s'améliora; un léger sommeil s'empara de lui et une éphidrose apparut. Le traitement fut continué et le malade, deux jours après, entrait en convalercence.

J'ai deux remarques à faire sur ce cas :

1° L'emploi de la quinine par la voie stomacale, bien qu'à grandes doses, ne met aucun obstacle à l'évolution postérieure du type pernicieux; elle n'agit que très peu sur l'intensité du plasmode, en détruit une faible quantité et réprime peu sa génération (sporopoesie) alternative;

2° Le médecin doit soupçonner l'invasion du type malin là où quelques traces de ses symptômes généraux commencent à se manifester. Il sera conduit sûrement au salut de son malade en prescrivant le traitement spécifique, afin de combattre résolument et efficacement l'évolution progressive du plasmode qui se trouve dans sa première hypostase vitale, car il est reconnu que plus il est vieux, plus il devient rebelle et inaccessible à l'action de la quinine.

OBSERVATION C

Platon M... M..., jeune homme nerveux, bon vivant, âge de 20 ans, amateur de chasse et de soirées, au milieu de l'été, vers le mois de juillet, fut atteint de fièvre intermittente irrégulière qui n'amena point l'interruption de ses habiiudes. Son traitement était imparfait ; il prenait de la quinine à de rares intervalles. Un jour qu'il revenait d'une excursion, je remarquai que la teinte de sa face était un peu pâle, terreuse et, sur ses conjonctives, une teinte ictérique. A l'examen je trouvai la rate et le foie accessibles, un peu saillants sous les flancs. Son état général était satisfaisant. Je lui conseillai de garder le lit pendant quelques jours, de prendre un purgatif et quelques grammes de quinine. Malheureusement je ne fus pas écouté, Le surlendemain soir, il revint d'une excursion très mal portant. Deux heures après son arrivée, il fut pris d'un frisson intense et continu; je fus appelé en toute hâte. Je le trouvai sujet à un malaise, à une angoisse (ἀλυσμός), tourmenté de vomissements incoercibles, avec température de 40°; la peau et les conjonctives d'une teinte ictérique, les narines tendues, les extrémités froides, soif ardente. On m'informa que ses urines étaient noires, mais je ne pus les voir. Je reconnus tout de suite ce que j'avais soupçonné la veille : qu'il s'agissait d'une invasion de fièvre pernicieuse, probablement de forme hémoglobinurique. Je procédai donc à deux injections de 0,25 de quinine, ordonnai des compresses froides sur l'estomac et sur la tête, et la potion Rivière laudanisée. Au bout de quatre heures, les symptômes se modérèrent et je répétai l'injection de 0,25 de quinine. Douze heures plus tard, le malade ne présentait qu'une teinte et des conjonctives ictériques, une langue blanche et visqueuse, les urines étaient claires. Le malade accusait une pesanteur à l'estomac. Rien d'inquiétant sur la face, si ce n'est une légère tension des ailes du nez. Température,

37°,7. En suivant le traitement quinique, j'ordonnai le calomel à 0,75 en deux prises sucrées. Vingt-quatre heures après, état satisfaisant, sauf la teinte ictérique. Le traitement quinique avec les toniques débarrassèrent le malade de sa cruelle maladie.

Nous concluons de cette observation :

1° Que l'accès pernicieux aurait été prévenu si notre intervention avait été, lors de notre premier examen, active et immédiate;

2° Que la grande quantité de quinine injectée a pu seule mettre obstacle à l'évolution progressive de l'accès pernicieux.

Observation D

Saraphis A... B..., enfant de bel aspect, fut atteint, dès sa naissance, une ou deux fois, de fièvres intermittentes. Ses frères sont morts à la suite de fièvres pernicieuses. Dans une épidémie de diarrhée verte des enfants, au mois de juillet 1895, il en fut atteint et présentait des évacuations alvines vertes, des vomissements rares, des coliques avec ventre météorisé; température, 38°,2. Pendant trois jours, cet enfant, traité par d'autres médecins et par moi, présentait des phénomènes évidents de diarrhée verte des enfants qui se dissipèrent dans l'intervalle, mais la température persistait chez le malade à 38°,4, avec un léger malaise. Notons qu'il lui fut donné de la quinine, qu'il vomit. Le jour où je cessai les lavements gommés antiseptiques parce que les évacuations, les douleurs de ventre et le tympanisme avaient entièrement disparu, j'observai que le malaise augmentait d'intensité, la soif devenait plus ardente, tandis que, de temps à autre, la teinte pâle apparaissait, les oreilles et les extrémités devenaient froides. Vu la prodiathèse héréditaire du malade et ayant examiné attentivement son état général, je me diagnostiquai une invasion pernicieuse. Malheureusement, l'intervention médicale fut tardive. A cette époque, je n'avais pas encore établi mon système thérapeutique et le serum artificiel n'existait pas alors dans la médecine courante. L'enfant, épuisé par la diarrhée verte, par l'empoisonnement progressif du sang par l'hématozoaire de Laveran évoluant et se multipliant sans obstacle, par la forme pernicieuse algide développée rapidement et insuffisamment combattu par l'action de la quinine, succomba seize heures après notre intervention.

Dans cet intervalle de seize heures, je n'ai fait malheureusement que trois injections de quinine et j'observai que chaque injection amenait une élévation de température d'un degré et même plus. Pour être plus précis, je dirai que, dès la première injection, elle s'éleva de 38°,4 à 39°,8 ; dans la seconde elle s'éleva à 40°,5 et, à la troisième, à 41°,5. (Voir observation A ci-après.) En même temps que les extrémités refroidissaient, une soif inextinguible et une teinte de mort dominaient. Le malade succomba en demandant à boire. Notons ici que le cinquième frère de cet enfant fut atteint de la même maladie, qui suivit la même marche et aboutit de même. C'est ainsi que j'ai vu mourir cinq enfants d'une même famille ; les trois premiers à la suite d'une hémoglobinurie quinique ou palustre (?) et les deux derniers à la suite d'une diarrhée verte avec complication de fièvre pernicieuse.

Je dois, en ces observations, invoquer tant le témoignage du père de ces cinq enfants qui est médecin, que celui de mes honorables confrères MM. Saraphis et Lameras.

A la suite de cette observation, remarquons la délicatesse de diagnostic qu'il faut pour découvrir la fièvre intermittente présentée sous le masque de la diarrhée verte, qui, n'étant pas traitée à temps, se transforme bien vite en accès pernicieux. Cette coïncidence de la diarrhée verte avec le miasme palustre je l'ai rencontrée si souvent, que j'ai décidé, depuis trois années, chaque fois qu'un cas de *diarrhée verte* se produit, surtout en automne, de faire une injection de quinine, par douze heures, de 0,12, c'est-à-dire 1,25 centigramme comme préventif de cette foudroyante mutation de la fièvre intermittente en accès pernicieux.

J'affirme que depuis que je fais usage de cette thérapeutique préventive je n'ai plus de pareilles complications.

II. — SYMPTÔMES SPÉCIFIQUES DE LA FIÈVRE HÉMOGLOBINURIQUE PALUSTRE

De tous les symptômes spéciaux de cette forme pernicieuse que l'on pourrait énumérer, un seul est important : c'est l'hémoglobinurie qui donne son nom à cette forme de la fièvre. Ce symptôme, ajouté aux autres symptômes généraux et communs du type pernicieux constitue la forme hémoglobinurique, comme les pigments, l'algidité des extrémités, la gastroentérite constitue les formes hémorrhagique pigmentaire (πετεχειώδης), algide, gastro-intestinale.

Les urines du malade sont, au début de l'accès tout à fait noires, puis leur coloration devient de plus en plus claire, prenant successivement la teinte de l'infusion de séné, puis du vin de Malaga, jusqu'à ce qu'elles deviennent tout à fait claires.

La quantité d'urines a une grande signification au point de vue du diagnostic. La rareté des urines ou l'anourie proprement dite, est un symptôme des plus graves, prodrome de l'issue fatale de cette désastreuse maladie ; mais si la segmentation de l'hématozoaire de Laveran est successive, si à l'accès existant s'ajoute une nouvelle invasion et que cette dernière soit accompagnée d'une seconde et d'une troisième, les urines ont alors constamment une teinte profondément noire.

On peut découvrir l'hémoglobine dans les urines, soit par l'examen microscopique, soit à l'aide du microscope, mais surtout par le spectroscope, ou encore par la méthode très pratique et très exacte de M. G. Karamitsas, de l'Université d'Athènes, qui le premier dénomma cette fièvre *hémoglobinurique* au lieu de l'ancien terme *hématurique*. Voici en quoi elle consiste : dans un verre conique on met une certaine quantité d'urine qu'on laisse au repos pendant vingt-quatre heures. Si elle contient de l'hémoglobine, elle conserve la teinte noire ; si, au contraire, cette teinte est due à l'existence de globules sanguins rouges, elle se décolore et les globules se précipitent dans le fond du verre. Cette méthode sert, comme on le voit, non seulement à la découverte de l'hémoglobinurie dans les urines, mais aussi au diagnostic différentiel entre l'hématurie et l'hémoglobinurie.

Il y a d'autres symptômes spéciaux de la fièvre hémoglobinurique : la *jaunisse* (ictère), apparaît au début sur la face et les conjonctives, ensuite sur tout le corps. La bile se retrouve dans les urines et rarement dans les évacuations fécales. La fréquence de ce symptôme est, selon mes notes statistiques, de 75 %. C'est pourquoi un grand nombre d'observateurs l'ont surnommée fièvre bilieuse hémoglobinurique.

Vomissements. — Les vomissements sont verts, bilieux et incoercibles ; plus les accès se succèdent rapidement, plus ils augmentent en intensité, se terminant finalement par un hoquet de mauvaise augure, qui est l'ultime symptôme de cette maudite maladie.

Épuisement. — L'épuisement précoce du malade (collapsus) se produit avec une telle force après le troisième ou quatrième accès, qu'il peut tuer le malade si celui-ci n'est pas convenablement traité ou si le traitement fait défaut.

Ces deux derniers symptômes se rencontrent très fréquemment dans les formes les plus dangereuses du type pernicieux, tels que l'algide, l'hémorrhagique et la bilieuse.

V

Diagnostic différentiel de l'hémoglobinurie quinique et de la fièvre hémoglobinurique.

Le diagnostic de l'hémoglobinurie est si difficile à établir, que l'on confond souvent l'hémoglobinurie quinique avec la palustre. L'hémoglobinurie quinique se présente presque toujours sous un des types, bénin ou malin, de l'empoisonnement palustre. Comme la quinine est le médicament spécifique du paludisme, ceux qui en souffrent étant obligés de prendre de la quinine, contractent l'hémoglobinurie quinique lorsque leur organisme est prédisposé à l'empoisonnement quinique, ce qui explique la coïncidence de l'hémoglobinurie chronique avec la palustre. Il arrive, dans les organismes qui sont très accessibles à l'empoisonnement quinique, de constater en même temps qu'une hémoglobinurie quinique, une forme de fièvre pernicieuse ou même d'hémoglobinurie palustre.

Le fait qu'il existe une hémoglobinurie quinique et qu'il faut la distinguer de l'hémoglobinurie palustre, est clairement démontré par le traitement.

Si chez un malade souffrant d'hémoglobinurie quinique on administre la quinine, même à une faible dose, la vie du malade est en danger. Si on répète la dose, le malade succombe. Mais si elle provient du germe palustre et qu'il soit administré de la quinine, l'hémoglobinurie et les symptômes du type palustre se dissipent bientôt et le malade guérit. J'ai observé des malades, atteints d'hémoglobinurie, mourir pour n'avoir pas fait emploi de quinine et d'autres mourir aussi pour en avoir pris. Parmi ma clientèle, il y a des personnes qui sont atteintes d'hémoglobinurie, dès qu'elles prennent la moindre dose de quinine. Un autre malade atteint d'hémoglobinurie quinique et de fièvre continue palustre, guéri par le bleu de methylène, souffre même encore, bien qu'après trois ans, d'hémoglobinurie quinique aussitôt qu'il en a pris. Chez une petite fille, que j'ai guérie, il y a deux ans, par le bleu de methylène, je remarquai qu'il s'était produit une hémoglobinurie quinique, parce que ses parents, par oubli, lui avaient administré de la quinine à dose préventive ; à trois malades encore guéris par le même procédé, j'ai dû interdire l'usage de la quinine comme provoquant l'hémoglobinurie. J'ai observé que sur quinze malades atteints d'hémoglobinurie quinique tous faisaient, sinon un abus de quinine du moins un emploi quotidien, il parait que son emploi prolongé, intense et continu, obstrue l'organisme et le prédispose à cette affection (?)

Sur les quinze cas que je viens de citer j'ai remarqué, avec surprise, que les malades employaient des quinines Allemandes ou Italiennes ; mais, je n'ai jamais vu se produire d'hémoglobinurie par l'emploi ou l'abus de la quinine française, bien que je m'en serve exclusivement. Il convient d'en rapporter l'honneur à l'Industrie pharmaceutique française et toute spécialement à la Pharmacie centrale de France dont j'emploie la quinine depuis dix ans. Je pense aussi que la disposition héréditaire a son influence : car, j'ai vu mourir d'hémoglobinurie trois enfants d'un de mes confrères qui jadis en avait été atteint.

Le médecin appelé auprès d'un malade atteint de fièvre palustre, et présentant de l'hémoglobinurie a pour premier soin d'en rechercher la cause. Elle peut être due à la quinine ou être de nature palustre. Se guidant sur le diagnostic, il prescrit sans hésiter le traitement spécial dont dépend la vie du malade. Car, le temps qui lui reste est malheureusement court et précieux. M'étant trouvé souvent en face d'une telle situation, j'ai pu en apprécier la gravité et je me suis appliqué à trouver des symptômes, sinon pathognomoniques, du moins sûrs et certains, afin d'affirmer le diagnostic différentiel entre l'hémoglobinurie quinique et l'hémoglobinurie palustre.

1° L'hémoglobinurie quinique peut se confondre avec celle de la fièvre palustre, lors des premiers accès de cette dernière, pendant lesquels les symptômes généraux du type pernicieux ne se sont pas encore manifestés. Durant cette période, si le malade présente de la cyanose sur les ongles, le visage, les lèvres, le nez et les oreilles, l'hémoglobinurie, 80 fois sur 100, est due à l'effet de la quinine. La cyanose (congestion passive) sur les extrémités de doigts et le visage peut aussi avoir lieu pendant la période de l'accès paludéen, mais elle est passagère et dure autant que le frisson, tandis que dans l'hémoglobinurie quinique, elle dure plusieurs heures après le frisson.

2° L'hémoglobinurie quinique se produit toujours de deux à quatre heures après la prise de la quinine. Elle se manifeste par un frisson, une pesanteur de la région lombaire ; dérangement d'estomac, léger malaise, évanouissements, éblouissements, urines noires et abondantes dès l'invasion du frisson. Ces symptômes disparaissent peu à peu et les urines prennent au bout de 18 à 24 heures leur couleur physiologique. Pendant ce temps le malade recouvre la santé. Il arrive tout le contraire dans la fièvre hémoglobinurique : Les symptômes généraux, à mesure que le temps passe, augmentent d'intensité ou restent stationnaires ; les urines se décolorent lentement ; mais dans les 24 heures qui suivent, une nouvelle attaque apparait inévitablement, aggravant les symptômes généraux, et les urines se colorent de nouveau en noir. Si ce n'est qu'une fièvre intermittente hémoglobinurique, l'accès réapparaitra inévitablement au bout de 24 heures, bien plus intense que le premier, quand même elle ne présenterait aucun de symptômes généraux et communs. Le médecin, pour cette raison, ne doit, sous aucun prétexte, s'éloigner du lit du malade.

3° J'attribue une signification importante et presque pathognomonique à la méthode diagnostique, par le bleu de méthylène, que j'emploie depuis sa découverte et que voici : J'administre le bleu de méthylène lorsque je me trouve en présence d'une hémoglobinurie dont le diagnostic est difficile à établir. Je suis pas à pas, à intervalles de deux heures ou continuellement, la marche de la maladie. Si dans 18 ou 24 heures l'hémoglobinurie ne se répète pas et que la fièvre disparaisse avec les symptômes, je suis alors inébranlablement convaincu que l'hémoglobinurie est due à la quinine et je continue à traiter l'affection paludéenne par le bleu de méthylène pris à l'intérieur pendant 20 jours, en faisant ainsi je mets, tout d'abord, obstacle à l'évolution de l'hématozoaire. Si, dans cet espace de 18 ou 24 heures, les symptômes généraux ne cessent pas et qu'un nouveau frisson se produise suivi d'hémoglobinurie palustre ; dès lors, je procède à des injections de quinine. Mais, si pendant que les symptômes se continuent, un nouvel accès se reproduit non suivi d'hémoglobinurie, j'ai alors la pleine certitude qu'il s'agit d'une fièvre pernicieuse, parce que le bleu de méthylène n'a pas pu y mettre obstacle; alors l'emploi du bleu de méthylène en injections s'impose, puisque l'hémoglobinurie est dû à la quinine.

Par cette méthode, je ne me suis jamais trompé dans mon diagnostic. Basant mon intervention thérapeutique rien que sur elle seule, j'ai toujours obtenu d'excellents résultats.

Dans toute fièvre pernicieuse le premier soin du médecin est de rassasier de quinine l'organisme du malade ; dans ce cas, en retardant l'emploi pendant 24 heures, pour se convaincre de la cause produisant l'hémoglobine, on expose la vie du malade en laissant se développer la segmentation du germe palustre : l'emploi du bleu de méthylène a l'avantage, tout en éclairant le diagnostic, de réprimer et de dompter le type pernicieux au cours de son évolution.

VI

Du traitement de la fièvre pernicieuse

Ainsi que je l'ai dit dans l'étiologie de la fièvre hémoglobinurique palustre, celle-ci n'est autre qu'une des multiples formes du type pernicieux, caractérisée par le symptôme spécial et très grave de l'hémoglobinurie. Son traitement doit être, conséquemment, le même que pour toutes les autres formes pernicieuses. C'est pourquoi je veux m'occuper, ici, du traitement du type pernicieux en exposant ce que j'ai, jusqu'à présent, employé et appliqué avec succès dans ma pratique et que j'ai trouvé utile et très efficace. Pour le traitement du type pernicieux de la fièvre palustre comme pour ses nombreuses formes, j'applique un même système thérapeutique que je divise en trois périodes qui dépendent :

1° Du moment de l'intervention du médecin ;

2° De l'intensité des symptômes qui se trouvent en rapport immédiat avec l'hypostase vitale de l'hématozoaire de Laveran, sa pullulation, ainsi que la quantité des toxines qu'il sécrète ;

3° De l'état général de l'organisme.

Première période. — Si l'intensité de l'accès pernicieux n'est pas très grande, si les symptômes ne sont pas suffisamment caractérisés, si l'état général de l'organisme n'est pas affaibli et adynamique, si enfin l'intervention se fait dans le premier ou second accès ; ma conduite thérapeutique consiste dans le traitement suivant :

Je procède immédiatement à deux injections de bi-chlorhydrate de quinine à 0,20 centigrammes chacune ; de préférence je fais les injections sur la région splénique ou hépatique. Je préfère à tous les autres sels de quinine le by-chlorhydrate, car il a sur les autres sels quiniques l'avantage : 1° d'être la plus soluble ; 2° de contenir une grande quantité de quinine (Chlorhydr. de quinine 81.71 bichlorhydrate 81.61) ; 3° d'être sous la main du médecin et de pouvoir se préparer auprès du lit du malade dans de l'eau tiède ou froide; 4° d'avoir la moindre influence irritative sur le tissu sous-cutané et pour cette raison d'être rarement accompagnés d'abcès.

Quatre heures après la première intervention, si les symptômes s'amendent, je fais une seule injection de 0.25. Si au contraire l'état reste le même ou si les symptômes augmentent d'intensité par l'invasion d'un nouvel accès, je fais de nouveau deux injections simultanées de 0,25 chacune. Quatre heures après la seconde intervention, j'agis de même en raison de la diminution ou de la persistance des symptômes et je continue le même traitement méthodique toutes les quatre heures qui suivent dans les vingt-quates heures de ma première intervention, jusqu'à ce que tous les symptômes généraux communs et spéciaux des formes de la fièvre pernicieuse cessent complètement. Si dans ce laps de temps quelques-uns des symptômes subsistent encore, je procède à une injection de 0,25 à intervalles de huit heures, s'ils disparaissent complètement, l'injection de 0,25 se répète toutes les douze heures. Si dans quarante-huit heures le malade est en convalescence évidente, j'emploie le chlorhydrate de quinine à l'intérieur, à doses de 0,75, matin et soir pendant quatre jours successifs. Puis, je diminue successivement, jusqu'au dix-huitième jour, les prises de la quinine que je fais accompagner d'un traitement tonique convenable, compositions de fer, quinquina, arsenic et strychnine.

La strychnine est donnée pour fortifier le système nerveux et le cœur qui, pendant l'évolution du germe palustre, sont affaiblis et abattus. Ce médicament héroïque s'est montré très efficace dans toutes les formes nosologiques du paludisme et surtout dans la cachexie palustre, même dans les cas avancés dans lesquels la leucémie avec l'hypertrophie des organes de l'hypoconre provoquent l'ascité, l'hydropisie.

Comme on le voit, j'injecte dans les vingt-quatre heures de 1,25 centigr. de by-chlorhydrate de quinine (minimum) qui correspond à 6 grammes pris à l'intérieur, à 3 grammes (maximum) correspondant à 12 grammes pris à l'intérieur. Cette quantité de quinine paraît très nuisible à un grand nombre d'auteurs qui ont traité des fièvres palustres; c'est pourquoi on s'est élevé avec violence contre l'emploi de ce médicament à hautes doses, et on en a limité le minimum à 3 grammes pris à l'intérieur et à 0,75 en injections pour 24 heures. Quelques observateurs même s'opposent fortement à l'injection immédiate de la quinine à la dose de 0,50, telle que je la fais.

Pour ma part, je n'ai jamais observé le moindre inconvénient à l'emploi de ce médicament. Voici ce qui m'amène à employer cette grande quantité de quinine : 1° jusqu'à l'heure actuelle je n'y ai observé aucun inconvénient ; 2° je crois que pendant les empoisonnements aigus du sang par l'hématozoaire, il faut que celui-là se trouve continuellement rassasié de quinine, de façon que le plasmode flotte dans un liquide quinique et soit constamment sous son influence ; c'est ainsi que les corps en croissants et sphériques qui semblent lui être si rétifs, sont toujours vaincus ; petit à petit leur force vitale s'affaiblie, et les spores produits par segmentation des corps sphériques se détruisent dès leur sortie des corps encystères ; 3° durant tout le temps où je fus timide dans l'emploi de la quinine, en *suivant les doctrines de ses partisans peureux*, j'obtins les plus tristes résultats ayant perdu dans un bref délai des *êtres précieux*. Mais du moment où je procédai à son emploi avec une confiance et un courage prudents (ce que je fais déjà depuis cinq ans), j'ose dire que je n'ai plus que des succès.

Quelques-unes de mes observations démontreront qu'il n'y a nulle crainte à concevoir et qu'il ne résulte aucun inconvénient de l'emploi de la quinine à fortes doses par la voie sous-cutanée, mais au contraire des résultats surprenants.

Observation A. — S.-B. Bassiliadis, âgé de 7 mois, né à Makri, le 25 juillet 1897 souffrait d'un embarras gastro-intestinal très léger, suivi de vomissements, indigestion et diarrhée verte. Je ferai remarquer que dans la ville, sévissait alors la diarrhée verte infantile. Température 38°, ventre tympanique, petites coliques. Rien du côté des autres systèmes. L'enfant, après la cessation des coliques était paisible. Nous lui fîmes prendre de l'huile de ricin et une solution gommeuse avec de l'acide lactique. La quinine fut aussi ordonnée à 0,25 centigr. matin et soir.

27 juillet. Temp. 38,2. Mêmes phénomènes. Le soir, même état, en outre il vomit la quinine. Même traitement avec application de compresses froides.

28 juillet. Temp. 38,2. Évacuations normales, pas de coliques, ventre souple. L'enfant vomit de nouveau la quinine. Le soir, amélioration des phénomènes de l'appareil digestif complet, même température de 38,2. Vers dix heures du soir, un malaise se produit : mouvements brusques des extrémités de la tête de droite à gauche (riptasmes-ῥιπτασμοί), avec dyspnée, narines tendues, joues rouges, oreilles pâles et froides, extrémités également froides, insomnie, soif inextinguible ; le petit malade demande la mamelle avec impatience et suce avec un tremblement des lèvres. Notons qu'il vomit toute la quantité de quinine qu'il avait prise depuis quarante-huit heures ; tandis que tous les phénomènes du canal gastro-intestinal, je le répète, ont complètement disparu. Cet état vraiment très curieux, me convainquit du changement de maladie. Néanmoins le petit

enfant était surveillé par quatre de mes collègues qu'il fallut appeler immédiatement afin de leur soumettre mon opinion et qu'il me fût permis d'intervenir. Mes confrères MM. B.-K. Saraphis, A. Garoufallos, B-I. Saraphis, Chr. Papadoulis, arrivés aussitôt, constatèrent l'existence des phénomènes ci-dessus, mais ils considérèrent mes conclusions, touchant le diagnostic, comme audacieuses et presque imaginaires. Mais ayant comparé l'aspect du malade avec celui de la quatrième observation (qui précède), je leur dis que le malade étant en imminence d'accès, nous devions prévenir l'invasion de la fièvre pernicieuse, probable et très éloignée d'après eux, mais certaine à mon avis, et je pûs à grand peine obtenir, quoique en minorité, la permission d'intervenir en injectant de la quinine.

Onze heures du soir. Je fis une injection de 20 centigr. de quinine, vingt minutes après cette injection, la température était à 39,8. Les phénomènes généraux que nous avons décrits plus haut augmentèrent d'intensité, sans affaiblissement de la température.

29 juillet, 2 heures du matin. Convulsions

cloniques des extrémités et tétanique du cou. Pouls plein et accéléré, extrémités froides, température 40,1. Je lui fis donner un bain chaud et appliquer de la glace sur la tête. J'ordonnai du musc. Les convulsions durèrent presque une heure, et le petit tomba dans un coma. Tout de suite, nous fîmes une injection de quinine de 0,25. Vers quatres heures du matin tous mes collègues arrivèrent, ils confirmèrent l'existence de la fièvre pernicieuse convulsive et comateuse et l'emploi de ma méthode thérapeutique me fut permis.

6 h. du matin, même état, répétitions des convulsions, temp. 40,8, refroidissement permanent des extrémités, strabisme, pouls filiforme, inject. de caféïne.

8 h. du matin, injection de quinine 0,25, même état, sans convulsions, angoisse ; musc, etc.

12 h. Mouvements convulsifs des extrémités, temp. 40,5 contracture permanente de la nuque, pulsations insignifiantes. Injection de quinine 0,20, caféïne et éther. Toutes les deux heures, bain chaud salé.

4 h. du soir, état désespéré. Injection d'éther, caféïne. Le malade se trouve dans le

coma et le refroidissement, même traitement.

8 h. du soir, temp. 39,8. Pulsations 150, les convulsions n'ont pas repris depuis 4 h. du soir. Phénomènes généraux sans changement. Teinte cadavérique. Injection de quinine 0,25 et éther, caféïne. Après vingt minutes, température 39,1. Continuation du même traitement à l'intérieur.

30 juillet. 1 h. du matin. Etat amélioré, température 39,1, pouls 1,35, l'enfant est dans un état carotique, contracture de la nuque améliorée. Injection 0,25 de quinine.

Toutes les six heures, injections 0,25 de quinine, jusqu'au 1er août. Tous les symptômes se dissipèrent peu à peu, sauf la température qui persistait à 39,1-40,2. Du 1er jusqu'au 3 août, 3 injections par jour de 0,20.

Du 3 au 7 août, deux seules semblables par jour.

Du 7 au 10 août une seule par jour.

Pendant tout ce temps, l'enfant présenta des phénomènes manifestes d'amélioration. Les symptômes de la tête disparurent peu à peu et le petit se remit au huitième jour de notre intervention. Après dix jours, la fièvre intermittente a fit place au type de la fièvre continue qui dura jusqu'au 20 août où il fut délivré de sa maladie. Ce petit enfant se porte alors très bien et dès lors il fut très rarement atteint de fièvres intermittentes.

Comme on peut voir par cette observation de 11 h. du soir, du 28 juillet, jusqu'à 2 h. du matin du 30, c'est-à-dire dans 24 heures, il a été injecté au nouveau-né 1,50 de quinine, quantité correspondant à 5 gr. pris à l'intérieur, sans que le moindre inconvénient se soit produit. Si j'additionne toute la quantité de quinine qui a été injectée du 29 juillet jusqu'au 10 août, je trouve que dans un intervalle de dix jours il a été injecté en tout 5,85 de by-chlorhydrate de quinine, quantité correspondant à 23,4 pris à l'intérieur. Si à cette quantité, on ajoute le total de la quinine prise à l'intérieur jusqu'au 20 août, on obtient la quantité de quinine qui a circulé dans l'organisme en vingt-quatre jours, soit 35,40.

Trente-six grammes à peu près de quinine ont donc circulé dans l'organisme de nouveau-né pesant à peine 12 kilos, et non seulement nulle lésion résultant de la quinine n'a été remarquée, mais aussi notre traitement a sauvé le malade. Comment donc se méfier de la quinine ?

Il est intéressant de mettre en parallèle cette observation, au point de vue du traitement et du diagnostic différentiel, avec ce que je rapporte relativement à la question des fièvres pernicieuses dont les formes dominent souvent l'épidémie. Dans le cas qui nous occupe, j'ai pu reconnaître à temps la fièvre pernicieuse cachée sous le voile de l'épidémie dominante et intervenir avec confiance dans le succès, en appliquant immédiatement ma méthode thérapeutique, malgré l'opposition de mes savants confrères.

Observation B. — A.-A. Lazaridis, habitant de Makri, âgé de 35 ans ; tempérament nerveux, caractère tempérant et sobre, bonne hérédité. En l'année 1890, il fut atteint d'une fistule à l'anus, dont il a été débarrassé en se faisant opérer trois fois. Son organisme s'affaiblit sérieusement à la suite de ces opérations, et il devint anémique. Quatre mois après la dernière et définitive opération, étant en villégiature, il fut atteint d'une céphalalgie opiniâtre et très intense, qui pendant un mois entier ne céda à aucun traitement thérapeutique, il avait pris pendant ce temps beaucoup de médicaments toniques et anti-névralgiques sans excepter la quinine qui fut largement employée. Il fut soumis aussi à l'hydrothérapie et au massage.

Le malade voyant la persistance de son malaise, consulta mes confrères les deux Drs Saraphis, Ch. Papadoulis et P. Paulidès, qui dans une consultation avec moi, ont entendu le malade se plaindre d'une céphalalgie persistante sur les tempes et le sommet de la tête; il éprouvait de temps en temps une sensation de froid sur le cuir chevelu, une ou deux fois par jour avec vertige comme une cessation de la sensibilité de la vue qui dès qu'ils se produisaient, disparaissaient tout de suite. Le malade était très affaibli et pressentait que le terme fatal ne tarderait pas à venir. Mes confrères déclaraient qu'il s'agissait d'une forme de névrasthénie et que l'hydrothérapie (bains sulfureux) avec les bromures, un traitement sérieux tonique, et l'interruption de l'emploi de la quinine, suffiraient à le guérir. Le malade suivit ce traitement pendant quinze jours sans aucune amélioration, il dut même abandonner tout emploi intérieur de médicaments et les bains sulfureux : car, nous dit-il, les bains aggravaient le mal de tête et le bromure provoquait de la somnolence et une lourdeur de tête : le traitement fut limité à un massage aromatique et à une bonne diète. Peu de temps après qu'il eût cessé l'emploi de la quinine, souffrant toujours de son état, il voulut faire une excursion aux environs. Le 20 juillet, vers six heures du matin, il se mit en route à cheval ; après quinze minutes de marche, il fut pris d'une sensation de froid à la tête, accompagnée de vertiges, et le malade tomba sans connaissance à bas de son cheval. Bientôt remis, tout seul, se tenant à la crinière de l'animal, il arrive à ma résidence de campagne, située à peu de distance de l'endroit de sa chute.

Il était environ 6 heures du matin, quand je le vis rampant sur le sol et ne pouvant articuler un seul mot, très-pâle, le pouls irrégulier et filiforme et présentant l'aspect d'un apoplecticque, hémiplégie droite complète, une certaine raideur de la nuque, regard fixe et hagard, l'esprit clair. Température 36,7.

Traitement : Limonades acidulées, compresses froides sur la tête, sinapismes généraux des extrémités, sangsues sur l'apophyse xyphhoïde, purgatif drastique.

8 h. du matin. L'état du malade est en partie amélioré, il a articulé quelques mots et dit que le vertige avait un peu passé, mais qu'il pressentait une nouvelle invasion. J'ai appelé immédiatement tous mes confrères, déjà cités. Jusqu'à leur arrivée, une amélioration sensible du malade s'observa, et mes confrères, d'un commun accord, convinrent qu'il s'agissait d'une congestion cérébrale suivie d'une petite hémorrhagie des méninges. On recommanda l'emploi des bromures et la continuation de notre traitement et de l'iodure de potassium, ainsi que la saignée générale pour éviter la répétition des phénomènes.

Tous mes confrères partirent, sauf M. P. Paulidès, médecin distingué de la Faculté de Médecine de Paris, que je retins auprès de moi pour suivre de près le malade.

10 h. du matin. Le malade éprouve la sensation de froid à la tête qui lui revient, il remarque aussi que sa sensibilité lui échappe,

il prévoit l'arrivée de l'aphasie (qui se produit en effet dans dix minutes), il respire à peine. Tandis qu'il parle, il est saisi de convulsions tétaniques, opisthotonos intense, pouls filiforme, irrégulier à peine perceptible, qui bientôt disparait complètement, extrémités très refroidies, état général cadavérique, respiration sifflante et lente (huit respirations par minutes). Pendant que nous étions installés au chevet du malade, surpris et embarrassés, nous suivions pas à pas la série des phénomènes nosologiques. « S'agit-il, dis-je à mon confrère, d'une hémorrhagie cérébrale ou de quelque autre manifestation nosologique? S'il en est ainsi, la science ne peut lui procurer aucun secours ; car le spasme tétanique même de la mâchoire ne permet de rien introduire, et une saignée générale est absolument contre-indiquée, le malade se trouve dans un état complètement cadavérique et par surcroit les injections abondantes de caféïne et d'éther n'ont produit aucune trace d'amélioration. Mais, une idée me passe par la tête : le malade depuis déjà un mois a cessé de se servir de quinine, l'état du malade ne serait-il pas de nature paludéenne de forme de fièvre larvée ? s'il en est ainsi il nous reste encore un espoir et je crois qu'il conviendrait d'intervenir ». Mon confrère y consent et considère l'intervention comme indiquée, vu que la quinine a aussi une propriété hémostatique. Nous procédâmes immédiatement à l'injection de 0,50 bi-chlorhydrate de quinine. Vingt minutes ne s'étaient pas entièrement écoulées qu'une évidente amélioration nous engage à reprendre espoir.

Au bout d'une heure le malade commence à parler, voit distinctement tout ce qui l'entoure, remue en partie les membres, sent un certain malaise et avoue qu'il nous entendait parler lors de sa précédente situation. La raideur de la nuque continue à persister, celle des extrémités un peu moins, il éprouve une dislalie et une soif ardente. Au bout de deux heures, une nouvelle injection suit la première et d'accord avec tous nos confrères, nous continuons, sans affirmer un diagnostic précis et guidés seulement par les résultats de la quinine, à injecter à intervalles de quatre heures, 0,25 de quinine. Dans l'intervalle de vingt-quatre heures, il a été injecté 2 grammes de quinine chlorhydrique, à ce moment les phénomènes s'étaient améliorés les uns après les autres et l'opistotone avait en partie disparu. Pulsations 120, bourdonnements d'oreilles, la dyslalie, un petit strabisme de l'angle droit de la bouche à peine persistait-il. Température 37,5. Le malade put se lever et marcher, l'espace de trente pas pour être conduit chez lui à cheval. Tous nos confrères se déclarèrent d'un commun accord pour la modération des injections et pour leur réduction à deux seules dans vingt-quatre heures, pour les pointes de feu sur le tête et sur la colonne vertébrale et pour la continuation des compresses froides, laxatifs et les bromo-iodurés.

Pendant deux jours les injections se succèdent, malheureusement trop rares, et le malade présentait un état stationnaire, avec mal de tête continu.

Soixante-huit heures après la première attaque, le 23 juillet, à 2 heures du matin tous les confrères se retrouvaient auprès du malade : il était étendu par terre raide, insensible, glacé, sans pouls, atteint de spasmes tétaniques. Je n'hésitai pas un seul moment, je procédai immédiatement à quatre injections de quinine de 0,25 chacune qui se succédèrent dans une demi-heure, et quatre injections d'éther et quatre autres, après trois heures, de caféïne. Le malade se remit ; surrexcité, il parlait avec difficulté, mais vivement et avec incohérence. Température 38,8, pouls 140. Chaleur des extrémités, narines tendues, teinte terreuse caractéristique du nez, des tempes et des oreilles. Opisthotone, raideurs des extrémités, dyslalie et tous les autres symptômes du premier accès.

6 h. du matin, état stationnaire. Nous avons procédé à deux nouvelles injections de quinine de 0,25, et il fut décidé d'un commun accord avec mes confrères qu'une injection de 0,25 serait faite toutes les quatre heures avec une injection de caféïne. Dans l'espace de vingt-quatre heures, il fût injecté 3,25 de chlorhydrate de quinine. Le malade était alors complètement sourd, mais il conservait l'esprit clair et revint en l'état où il se trouvait lors du premier accès. Le même traitement continue pendant trois jours, c'est-à-dire six injections de quinine de 0,25, toutes les vingt-quatre heures, compresses froides sur la tête, lavements avec une solution gom-

meuse, naphtolée (il présentait le quatrième jour de la diarrhée verte), du lait et du bouillon concentré. Répétition de pointes de feu.

Après ces trois jours, les injections furent limitées à deux par jour, et ainsi pendant six jours.

Dès le premier jour du second accès, il lui fut injecté dix grammes en plus de quinine par injection, c'est-à-dire quarante-deux grammes de quinine pris à l'intérieur en dix jours. En additionnant la quantité de quinine prise pendant toute la durée de cette maladie, nous voyons avec surprise que dans un espace de vingt-trois jours le malade a pris plus de soixante-douze grammes de quinine.

Le malade est sauvé. Son organisme n'a pas subi le moindre inconvénient de l'énorme quantité de quinine qui a circulé dans son sang. En comparant cette seconde observation avec la première, l'on voit que chez le second malade âgé de 35 ans, d'un poids de 60 kilos, il fut approximativement injecté sous-cutanément dans vingt-quatre heures 3,25 grammes de quinine. Quant au nouveau-né, pesant 12 kilos, il en fut injecté presque la moitié de cette quantité sans aucun inconvénient. Tandis que si on avait suivi l'échelle générale de l'administration des médicaments, il aurait fallu en injecter 0,30 dans les vingt-quatre heures.

Ces deux observations d'un homme de 35 ans et d'un enfant en bas âge parmi tant d'observations que je ne puis citer, je les ai choisies pour montrer que la quantité de quinine injectée n'a aucun rapport immédiat avec l'âge ou le poids du corps, mais qu'elle est directement proportionnelle au degré de l'intensité de l'empoisonnement palustre, de l'organisme par l'hématozoaire de Laveran.

Si j'appelle tout particulièrement l'attention sur les deux observations exposées ci-dessus, c'est que celles-ci ne sont pas des fièvres pernicieuses d'un diagnostic évident, mais des observations de maladies, dont l'une se cache sous le voile de l'épidémie du catarrhe gastro-intestinal (cholérine des enfants), et l'autre se présente sous une forme tout à fait nouvelle et bizarre et il a été confirmé rien que par les résultats de mon traitement, que c'était une apoplexie pernicieuse avec spasmes tétaniques et épileptiformes, due probablement à l'empoisonnement du sang par l'hématozoaire et à une embolie de pigment molarique. Voilà les résultats des symptômes communs et généraux du type de la fièvre pernicieuse et le traitement de leurs formes.

DEUXIÈME PÉRIODE DE NOTRE MÉTHODE THÉRAPEUTIQUE

Si pourtant l'intervention se fait aprés le troisième ou quatrième accès, si l'état général du malade est atonique et affaibli, si les symptômes généraux témoignent d'un empoisonnement du sang intense et avancé, et de phénomènes de prostration, collapsus, la figure hippocratique complétant l'aspect sinistre de la fièvre pernicieuse, ma méthode thérapeutique consiste alors en ceci :

On continue les injections de quinine, combinées avec le sérum artificiel. D'abord, on fait une injection de sérum de 80 à 160 grammes, si on a affaire à un malade âgé de 1 à 10 ans, et de 150 et 300 si l'âge est plus avancé.

Dès l'absorption du sérum, on procède à l'injection de quinine de 0,25 à 0,50. C'est ainsi que l'on se comporte toutes les six ou dix heures jusqu'à ce que le système circulatoire ait repris sa vitalité, alors seulement, on procède au traitement postérieur que je viens de décrire dans le chapitre précédent.

TROISIÈME PÉRIODE DE NOTRE MÉTHODE THÉRAPEUTIQUE

Si le malade est traité, dès l'invasion de la fièvre pernicieuse, suivant ma méthode, si l'intensité de la fièvre pernicieuse amène le collapsus et la prostration de l'organisme, j'interromps l'emploi de la quinine qui ne pourrait mettre aucun obstacle à l'évolution postérieure du germe palustre, et à sa place je me sers exclusivement d'injections de sérum artificiel à intervalles de 6 à 8 heures, jusqu'à ce que le cœur commence à fonctionner régulièrement, que les pulsations deviennent palpables et régulières et que le malade se remette complètement de son état comateux et adynamique. Pour appuyer cette méthode thérapeutique qui combine le sérum avec la quinine, je rapporte plus bas les plus intéressantes de mes observations, montrant les résultats de l'emploi de la quinine avec le sérum artificiel, en effet miraculeux, là où, auparavant, la science s'avouait impuissante et où le médecin, la tristesse dans l'âme, se séparait de son malade, l'abandonnant au Protée palustre.

Observation C. — B.-B. M..., mon épouse, âgée de 24 ans, de nature neurasthénique, souvent atteinte de fièvres intermittentes chloroanémique et amaigrie. Son frère et son père ont succombé, le premier à la suite d'une angine de poitrine pernicieuse (accès syncoptique), le second d'une fièvre pernicieuse pigmentaire (petechieuse-πετεχεώδης).

En villégiature, exposée à l'humidité matinale, elle fût atteinte vers le 6 du mois d'août de l'année dernière, d'une bronchite catarrhale et elle était alitée depuis deux jours, sans fièvre avec une toux, qui le jour diminuait sensiblement, tandis que la nuit et particuliérement vers une heure du matin, elle redoublait d'intensité.

Le 9 août. A une heure du matin, la toux devint tellement intolérable qu'elle ne l'avait pas laissée dormir. La malade, enceinte de quatre mois, était en proie à un malaise et une dyspnée intense. Par la percussion, je me rendis compte d'une matité légère au sommet droit du poumon et par l'auscultation de râles sifflants sur toute sa superficie antérieure et postérieure. Je lui prescrivis des expectorants légers et de la morphine.

6 h. du matin. Température, pour la première fois, 38,4, pouls 100.

4 h. du soir. La toux reprit avec plus d'intensité suivie de dyspnée. Vers *9 h. du soir, la malade est relativement tranquille.* Je lui administrai de la quinine avec opium (1,00 en quatre cachets), chacun à intervalles de six heures de peur d'avortement.

10 août, 2 h. du matin. Frissons le long de la colonne vertébrale, toux continue, sèche, semblable à celle de la coqueluche, dyspnée allant jusqu'à l'orthopnée, respiration 60, pouls 120. Ventouses scarifiées, injections de morphine, larges épispastiques, sans succès. De la marche actuelle de la maladie, je soupçonnai une forme latente (larvée) palustre coexistant avec le catarrhe des bronches *(bronchite paludéenne*, c'est-à-dire bronchite coexistant avec la fièvre palustre). Je fis une injection de quinine de 0,25, et un petit soulagement se produisit.

8 h. du matin. Température 39,1, pouls 120. Dyspnée, respirations 45, malaise, teinte de la face pâle et terreuse. A la suite d'une consultation avec mes confrères D.-D Lorafis, C. Laméras, Chr. Papadoulis, on se déclara pour une pneumonie centrale qui n'était pas encore manifeste. Un traitement convenable alors lui fût prescrit. Mais, me trouvant en contradiction avec le diagnostic de mes collègues, je m'y opposai énergiquement m'appuyant sur les faits suivants.

1° Depuis quatre jours déjà, sans jamais retarder d'une minute, vers 1 heure du matin, la toux, la dyspnée, la pyrexie et le malaise devenaient de plus en plus graves.

2° Durant toute la journée, tandis que la fièvre du matin restait au même point, les phénomènes locaux s'amélioraient suffisamment, la toux devenait modérée et moins pénible et les respirations étaient de dix par minute au lieu que le matin elles étaient de soixante.

3° A une heure du matin, au début du malaise, de la toux et de la dyspnée, la malade éprouvait des frissons légers le long de la colonne vertébrale.

4° Après l'injection de la quinine, une amélioration suffisante fût constatée, de plus les ailes du nez, les tempes, les oreilles et en général la teinte de la face, trahissaient clairement les symptômes généraux et communs de l'empoisonnement aigu paludéen.

5° Tandis que dans une pneumonie il y aurait eu de l'hyperpyrexie le soir, et de la défervescence dans la matinée, ici, on avait au contraire, une élévation de température dans la matinée et une défervescence ou stabilité le soir, signe presque pathognomonique des fièvres palustres.

Le traitement relatif à la pneumonie continua et vers une heure de l'après-midi, la malade tomba dans un évanouissement, avec extrémités froides, des hoquets. Pouls à 150, filiforme, toux et dyspnée modérées, inspirations 40, température 40,5. Ces symptômes renforçaient mon opinion et c'est pourquoi j'appelai mon vieux collègue, M. M. Sarafis à qui j'exposai mes idées. Après avoir minitieusement examiné la malade, il déclara que les symptômes locaux du poumon ne sont vraiment pas en rapport avec les symptômes généraux et la température élevée de la malade, et il me permit de procéder au traitement spécifique. J'injectai 0,25 de quinine, ce que je répétai une heure après de nouveau, une petite mais bien encourageante, amélioration se produisit. La température s'abaissa à 39,5. Mais, les symptômes généraux s'aggravaient, les pulsations devinrent filiformes, les extrémités froides : elle ressentit du malaise et eût un évanouissement. Le ventre ballonna fortement. Une injection de sérum artificiel fut faite de 320 grammes, et dès son absorption une nouvelle injection de quinine de 0,25. L'état persiste avec une légère amélioration du pouls.

11 h. du soir. Nouvelle injection de quinine 0,25, température 38,4, état général amélioré en partie.

Août 11, 4 h. du matin. Autre injection de quinine. Je fais remarquer que la toux et le frisson ne sont pas répétés depuis quatre jours déjà.

6 h. du matin. Seconde injection de sérum de 450 grammes. Midi, température 37,4, pouls 120, un bien-être se fait sentir, la dyspnée cesse presque entièrement, toux légère, extrémités chaudes. Depuis cinq jours

à peine, la malade a pu dormir une demi-heure. Tympanisme du ventre diminué de moitié. Injection de quinine 0,21. Lait, potion, tood, vin, kola.

Soir. Etat général stationnaire, le traitement est borné à une injection de 0,25 de quinine pai intervalles de six heures, et à une injection de sérum de 300 grammes.

12 août. Température 28,2, une faible transpiration se produit. Sommeil, ventre souple, le tympanisme a disparu complètement, pouls 120.

Soir : apyrexie, épuisement complet.

14 août. Matin, température 37,2. Etat parfait. Le traitement de la convalescence dura deux mois et la malade continua à prendre matin et soir *sans interruption*, un cachet contenant 0,20 de chlorhydrate de quinine et des préparations toniques. Vin iodotanné, kola, koka. Massages aromatiques. Gymnastique des extrémités supérieures et du thorax à la campagne. Cinq mois après, elle accoucha d'une petite fille bien portante, pesant près de 4 kilos.

Il est intéressant de remarquer que la malade était à son quatrième mois de grossesse et qu'on lui injecta, dans les vingt-quatre heures, 1,50 gr. de quinine. Celle-ci ne produisit aucun obstacle à la gestation, bien que la malade ait continué son emploi pendant 2 mois. J'ai rencontré un grand nombre de cas semblables dans ma pratique, mais j'ai trouvé certains malades, chez qui la quinine provoquait des contractions de la matrice ; deux fois même, elles amènent l'avortement. Pourquoi, chez quelques femmes enceintes, la quinine n'a-t-elle aucune influence, tandis que chez d'autres elle entraîne des contractions précoces de l'utérus et même l'avortement? En ces cas particuliers, j'emploie la quinine en combinaison avec l'opium ou avec l'hydrastis canadensis et le viburnum prunifolium. Je n'ai vu résulter aucun inconvénient de cette combinaison, dans des circonstances graves telles que la précédente, où une intervention immédiate s'impose.

Observation D. — S.-M. Tsironicos, âgé de 3 ans. Le 15 novembre 1899, il fût atteint d'une fièvre continue qui dura dix-sept jours entiers, causant un grand épuisement de l'enfant. A la fièvre continue, succéda une apyrexie qui dura quatre jours et à cette dernière une fièvre intermittente. Dans toute la durée de la fièvre continue, le malade était traité par la quinine prise à l'intérieur en quantité suffisante et en injections irrégulières.

Le 3 décembre à quatre heures du matin, il fut pris du troisième accès intermittent avec frisson intense et refroidissement des extrémités. L'accès dura deux heures. Teint pâle, terreux, ailes de nez tendues, riptasmes, soif inextinguible, vomissements incoerxibles, yeux excavés, pulsations 140, température 40,2, je fis immédiatement une injection de quinine avec de la caféïne puis une seconde, puis une troisième dans l'espace de 8 heures, sans aucune amélioration, l'état resta le même, température 40,6, angoisse, tâtonnements, extrémités froides, teinte cadavérique, yeux fortement excavés.

Devant l'état d'épuisement du malade et les phénomènes de collapsus très violents, je fus obligé de renoncer à l'injection de quinine et de procéder à celle de sérum de 125 grammes avec un lavement stimulant d'infusion de café et de musc.

4 décembre, 8 h. du matin. Etat stationnaire, température 40,5, injection de sérum 200 grammes, enveloppement froid.

Soir, même état. Température 40,8, le pouls commence à apparaître, pulsations 150. Joues rouges, pas de hoquets. Injection de sérum 200 grammes, lavements stimulants continués.

5 décembre, 2 h. du matin. Température 40,5, pouls 135, pas de vomissement, les phénomènes généraux à peine améliorés. Injection 200 grammes de sérum et le reste du traitement.

Soir, température 40,5. Extrémités toujours froides, les symptômes généraux persistent, mais le cœur fonctionne admirablement, injections de quinine, 0,25 à minuit.

6 décembre, 2 h. du matin. Température 39,5 extrémités chaudes, tous les phénomènes améliorés.

6 h. du matin. Température 39, pouls 120.

Les symptômes s'améliorent de plus en plus, et le petit malade inspire de l'espoir, injection de quinine 0,25.

Jusqu'au 10 décembre, je continuai d'injecter 0,25 de quinine, deux fois par jour, et à remonter le malade avec des toniques. La fièvre ayant revêtu la forme intermittente, cessa le 11 décembre. Le malade entre en convalescence.

Le petit malade était traité par les confrères, MM. Sarafis, St.-Joannidis, C. Lameras, Garoufalos (médecin traitant) et moi.

Observation E. — M. Kokinias, d'un pays froid et sain, âgé de 18 ans, séjournant la première fois à Makri, n'ayant jamais fait usage de quinine, il fut atteint d'une fièvre intermittente avec frisson violent qui fut suivi de pyrexie avec sueurs jusqu'au lendemain matin. Très souffrant, il prit alors une dose de quinine et se rendit à l'école communale dont il était le surveillant. Ayant souffert toute la journée, à 3 heures du matin, il fut atteint d'un nouveau frisson plus violent que le premier, accompagné d'une grande pyrexie avec soif, céphalalgie, insomnie et vomissements bilieux.

16 décembre, matin. La pyrexie continua, il ne prit pas de quinine, mais seulement des limonades acidulées, s'appliqua des compresses froides sur la tête, à 2 heures de l'après-midi je fus appelé en toute hâte, pour

la première fois, car il était évanoui et agonisant. En vérité son état était terrible, il avait la teinte de la peau et des conjonctives ictériques, la langue sèche et noire par suite de vomissements bilieux, une soif ardente le tourmentait, ailes du nez tendues, extrémités et oreilles froides, pouls 140, riptasmes, convulsions de la mâchoire. urines noires. Le malade accusait une violente céphalalgie ne lui permettant pas de parler. En face de ces symptômes, je n'eus plus aucun doute qu'il ne s'agissait d'une hémoglobinurie pernicieuse ; le malade n'avait pas pris de quinine depuis trente-sept heures. Tout de suite, je lui injectai 0,50 de quinine à deux reprises successives, lui appliquai des compresses de glace sur la tête et sur l'estomac, et lui administrai du calomel à doses fractionnées. Après quatre heures, l'état persistait et aucun symptôme n'ayant cédé à part les extrémités devenues chaudes. Deux autres injections de 0,25 furent faites. Minuit, température 39,5, pouls 130, état amélioré. Les vomissements continuent bilieux, la teinte de tout le corps ictérique. Je lui injecte 0,25 centigr. de quinine, le traitement interne reste le même.

17 décembre, matin à 5 h. Mon malade est atteint de frisson avec délire, température 40,8, pouls 140, petits vomissements, urines noires, extrémités froides, malaise, agitation. J'injecte 0,50 de quinine et 300 grammes de sérum artificiel. Sangsues sur l'apophyse xyphoïde.

Midi. La température s'abaisse à 39,1, pulsations 120. Le malade est en léthargie. Continuation de la potion de road, musc 0,10 en cinq paquets.

Soir. Etat semblable à celui de midi, injection de quinine de 0,25.

18 décembre, 2 h. du matin. Température 39,2. Une amélioration s'observe notamment au point de vue des symptômes généraux, la léthargie continue les papilles sont normales. Traitement comme dessus. Injection de quinine 0,25. Urines de couleur rouge foncé.

8 h. du matin. Température 38,7, pouls 110. Léthargie disparue, le malade accuse un bourdonnement d'oreilles, une sécheresse de la langue et une soif ardente. Calomel 0,75 en trois paquets. Injection de quinine 0,30.

Midi, état amélioré. Température 37,8.

Symptômes généraux s'abaissent. Urines claires. Langue visqueuse. Teinte générale jaune. Injection de quinine de 0,25, vin kola et koka cognac.

Je commence à injecter la quinine par intervalles de huit heures.

19 décembre. Pas de fièvre, jaunisse persiste. La malade pour la première fois s'endort paisiblement.

Après trois jours, le malade entra en pleine convalescence et, suivant mes conseils, changea de climat et continua pendant vingt jours l'emploi de la quinine et des préparations toniques de fer et d'arsenic.

Observation F. — St.-Joannidis, médecin, âgé de 50 ans, demeurant depuis déjà 25 ans dans un pays montagneux, d'une bonne constitution, revint à Makri son pays natal à une époque où le miasme marécageux se trouvait dans son plein développement.

Au commencement du mois de février, il fût atteint d'une fièvre continue palustre, avec lourdeur de tête et somnolence. Il eût cette fièvre quatre jours et chaque jour il prenait un gramme de quinine. Le dernier jour, mon devoir de proche parent m'appela auprès de mon honorable oncle à Levissi, bourg situé à une distance de deux heures de Makri. Ce qui m'impressionna fortement dès que j'eus vu mon oncle, jadis si vif et de teint si coloré, ce fut que sa face était d'une grande pâleur. Sa température s'élevait à 40° et son pouls marquait 80 pulsations pleines. Ailes du nez tendues, oreilles froides, insomnie, soif. Le malade était parcouru de frissons continus qui commençaient à la colonne vertébrale et se terminaient, selon les extrémités, malgré les nombreuses couvertures de laine dont il était enveloppé. Il ne pouvait se reposer tranquillement sur le même côté, mais à de courts intervalles il s'adressait à ceux qui l'environnaient, pour l'aider à changer de positions, sur le dos, sur le ventre, à droite et à gauche. Il présentait aussi des phénomènes intenses d'embarras gastrique avec vomissements et nausées. Langue sèche et saburrale. Mes confrères discutent un diagnostic entre la fièvre continue palustre et la typhoïde.

Prenant en considération les phénomènes généraux et sentant que le malade était gravement exposé à l'influence du miasme marécageux de Makri, j'adoptai le diagnostic de mes confrères sous la réserve que l'étiologie de la maladie était due au paludisme. J'injectai donc 0,40, de quinine et je commençai par faire suivant ma méthode une injection de 0,25 par intervalles de six heures. Les injections primitives ne produisirent aucun changement dans l'état du malade ; n'ayant pu dormir la nuit, tourmenté d'un malaise et inquiet sur son état, mon oncle m'appela de nouveau à deux heures du matin et me dit : Je ne crains pas l'intensité de la fièvre, la chaleur de la peau s'est modifiée à la suite des injections, néanmoins j'observe depuis le premier jour de ma maladie une sensation étrange au niveau du cœur qui cause toute mon inquiétude, et j'ai peur qu'il ne cède à l'intensité de la fièvre qui paraît très grave. En me parlant, il respirait avec peine. Je lui examine le cœur je ne découvre aucun signe patholo- gique de ce côté, seulement les bruits étaient à peine perceptibles. Je jugeai utile d'injecter la quinine avec de la caféine. Je donnai aussi le lavement de sérum artificiel.

26 février, 5 heures du matin. Etat géné-

ral persistant, température 40, pulsations 100. Il demanda instamment qu'on lui administre un médicament hypnotique. Je lui prescrivis 2 grammes de sulfonal en deux cachets, mais sans succès. Soif, malaise, angoisse, nausées persistent.

27 février, 4 h. du matin. Même état. Pendant l'examen du pouls, je trouvai dix-huit pulsations avec intermittences. Température 39,2. Mais les phénomènes généraux de la veille se compliquaient d'une anxiété particulière, le malade ne pouvait se coucher sur aucun côté et ressentait une sorte de syncope et d'orthopnée, il ne pouvait se reposer qu'en le mettant sur son séant. Ce symptôme nous troubla tous et nous songeâmes à le combattre énergiquement en agissant sur le cœur au moyen de pointes de feu et d'injections de sérum artificiel au lieu de caféïne.

Midi. Température 39,4, pouls 90, une intermittence sur dix pulsations. Injection de sérum de 300 grammes, de quinine 0,25, à vingt minutes de l'injection du sérum, une diurèse abondante se produisit.

8 h. du soir. Une petite amélioration à peine sensible des phénomènes se fit sentir.

L'orthopnée continue avec tous les autres symptômes, excepté l'intermittence du pouls. Température 39,6. Nouvelle injection de sérum de 400 avec 0,25 de quinine, calomel avec benzonaphtol.

Minuit. Pouls 100, sans intermittence, température 38,7. Je continue le traitement.

28. Au bout de 12 heures, je répète l'injection de sérum 300 grammes, et je continue l'injection de la quinine trois fois en vingt-quatre heures. Le cœur fonctionne bien, l'orthopnée n'existe plus, fièvre 38,2. Il ne lui reste plus de ses symptômes que de la soif et de l'insomnie. Deux grammes de sulfonal en deux cachets, amenèrent un sommeil de quatre heures.

Dès que les symptômes généraux et la température s'abaissèrent, j'injectai 0,25 de quinine dans l'intervalle de huit heures. Après la cessation des symptômes généraux, le malade continuait à avoir une température de 37,5-38,5. Le quatorzième jour, elle se transforma en intermittente qui, après deux jours cessa complètement. Après un épuisement et un affaiblissement qui dura à peu près deux mois, la guérison fut complète.

VII

Traitement de la fièvre pernicieuse avec hémoglobinurie quinique

Si avec la fièvre pernicieuse il existe une hémoglobinurie quinique, après le diagnostic précis de son origine, le traitement se fait par le bleu de méthylène de la façon suivante.

On injecte 0,02 centigrammes de ce médicament à intervalles de 8 heures, tout en administrant l'extrait de quinquina, kola et koka, et 0,05 à 0,01 centigramme de strychnine par jour, on continue ce traitement jusqu'à parfaite guérison. Je l'ai trouvé sûr et efficace.

Le bleu de méthylène est après la quinine, à mon avis du moins, le médicament le plus efficace contre les fièvres pernicieuses, détruisant comme on dit, le plasmode lui-même, à cause de sa propriété de se combiner immédiatement avec celui-ci. En même temps, ce médicament va contribuer pour une large part au traitement de fièvres palustres, et là même où la quinine est contre-indiquée comme amènant de graves inconvénients, parmi lesquels l'hémoglobinurie tient une place capitale. Ce médicament a une force antipyrétique suffisante, amenant la fièvre à la normale. Nous l'avons expérimenté sur 100 malades. (Les résultats de ces observations sont publiés dans le *Progrès Médical* grec de Syra, dirigé par le distingué médecin M. Jean Zoustanos). Pendant un accès pernicieux le bleu de méthylène provoque une amélioration évidente en abaissant la température et produisant un sentiment de bien-être, il agit lentement sur les phénomènes et les fait disparaître peu à peu, ce qui dénote son infériorité à la quinine.

Dans toutes les circonstances où la quinine provoque soit l'hémoglobinurie, soit l'urticaire, soit une congestion cérébrale, j'emploie avec d'excellents résultats ce médicament.

Le traitement par le bleu de méthylène,

dans les fièvres simples paludéennes, se fait à l'intérieur. Nous l'administrons à dose de 0,50 à 0,01 gramme par jour, selon l'âge du malade. Tandis que le traitement des fièvres pernicieuses se fait par des injections du bleu de méthylène de 0,02-0,04, précisément de la même façon que les injections de la quinine et, en même temps.

Dans les deux observations qui suivent, on remarquera que j'ai traité des fièvres pernicieuses seulement par le bleu de méthylène, la quinine étant contre-indiquée.

Observation G. — A. Saül, boulanger juif, âgé de 13 ans, chloroanémique et très cachectique, très épuisé par le paludisme. Ayant été atteint, il y a quatre ans, d'une fièvre intermittente avec hémoglobinurie quinique. Appelé à cette époque, je pus constater au bout de vingt-quatre heures que la cause de son hémoglobinurie était la quinine; je lui prescrivis le bleu de méthylène au moyen duquel il fut délivrer des fièvres intermittentes. Dès lors, le bleu de méthylène fut son unique médicament.

Le 23 novembre, je fus appelé de bon matin et je trouvai l'enfant atteint d'un ictère généralisé avec vomissements et un malaise intense, langue noire, température 40,2, pulsations 130, et les symptômes de la face caractéristique du type pernicieux. L'état du malade exigeait une administration immédiate de quinine, mais l'influence du médicament sur le malade était terrible ; c'est pourquoi je fis une injection de 0,02 de bleu de méthylène, glace sur la tête et l'estomac, sangsues, calomel à doses fragmentées et un lavement de sérum, 300 grammes. Au bout de huit heures, le même état persistait. Température 38,4, nouvelle injection de bleu. Vers 11 heures du soir la température s'abaissa à 37,6, phénomènes généraux persistant. L'enfant prit une dragée de sulfate de strychnine 0,01 et un cachet de bleu de méthylène de 0,12.

24, matin. Vomissements bleus, pulsations 120, respirations et les autres symptômes persistent. Température 37,2, sensation de bien-être. Injection de bleu de méthylène 0,02, lavement de sérum 300 grammes à intervalles de quatre heures, à intervalles de douze heures, 0,001 milligramme de strychnine.

Soir. Amélioration dans les phénomènes

généraux, l'injection se répéta à deux heures de l'après-midi et à deux heures du matin, traitement tonique.

25, sans fièvre, petit malaise, soif (l'endroit des injections est douloureux, toutes les quatre heures massages et compresses froides sur le point douloureux), pouls 120. Tous les phénomènes en général s'améliorèrent, mais ils ne disparurent pas complètement. Pendant trois jours, je continuai à injecter deux fois par jour le bleu et à en administrer 0,50 centigrammes en deux cachets. Les phénomènes généraux, peu à peu, disparurent et quatre jours après la cessation de la fièvre, le malade entra en convalescence.

Observation II. — A. Nicolaou de Magnesie, fils d'un boulanger, âgé de 8 ans, fut atteint le 25 juillet 1898 de fièvres intermittentes, après avoir pris de la quinine, il commença à vomir. Fièvre 40,2, urines noires. L'enfant s'était évanoui aussitôt après cette miction. Pulsations 140 pleines, frissons, cyanose du visage, soif, frisson, vomissement bilieux, riptasmes. L'état général du malade trahissait une affection palustre, mais la cyanose qui s'est présentée avec tant de clarté m'obligea à attendre et à ne pas me hâter de faire des injections de quinine. Donc, je fis une injection de bleu de méthylène et je prescrivis la potion de Rivière, des compresses froides sur le ventre et je suivis pas à pas mon malade.

Midi. Température 38,6, pulsations 130, transpiration légère de la peau. Phénomènes généraux persistants. Urines de couleur bleu clair.

Soir. Température 39,3, pulsations 130, vomissements. Injection de bleu, strychnine 0,001, et le reste du traitement.

Juillet 26, matin 2 h. Frissons, malaise, les vomissements recommencent, température 36,2, céphalalgie. Par le cathétérisme, nous obtenons les urines et nous les trouvâmes bleu clair. Nous procédâmes à une injection de bleu de méthylène.

8 h. soir. Température 38.1. Certain soulagement se produisit, langue sèche, pulsations 126, soif, urine bleue claire. J'administrai le bleu en deux cachets de 0,12 jusqu'au matin.

27 juillet, température 37. Riptasme et

malaise jusqu'au matin, il vomit une fois, calomel 0,40 en deux paquets. Injection de bleu deux fois par jour, matin et soir, et à l'administration, à midi et à minuit de 0,12 centigrammes. Strychnine 0,001 milligramme deux fois par jour, potion de tood.

Du 27 au 29 juillet, l'état du malade continuait à s'améliorer peu à peu, et le 30 juillet le malade entra en convalescence.

Telle est ma méthode thérapeutique que je me suis efforcé de décrire clairement, et que j'emploie exclusivement depuis 5 ans ; j'ajoute même que, par cette méthode, je parvins presque à avoir une mortalité réduite au minimum, et à ne plus abandonner le malade à la furie du paludisme ; mais, au contraire, à le secourir et même à le sauver, tandis qu'auparavant je m'avouais faible et impuissant.

Quand, pour la première fois, je m'établis médecin à Makri, mon pays natal, je fus souvent témoin de morts imprévues à la suite de fièvres pernicieuses, chez des individus, que le matin même j'avais vu se rendre à leurs travaux, et je me trouvais souvent en présence de fièvres pernicieuses, qui évoluaient devant mes yeux, et dont je ne pouvais réprimer l'intensité, ni mettre obstacle à leur évolution, autant par les moyens insuffisants dont je disposais, que par mon impuissance, à retrouver le fil d'Ariane qui pût me conduire à la compréhension de la cause, détruisant dans un court intervalle de temps, une existence jadis si robuste, et de la timidité que les autres et moi témoignons devant les phénomènes palustres.

Mais, à mesure que le temps s'écoulait et que je me sentais encouragé à l'emploi du *remedium divinum*, que les divers travaux de nombreux observateurs, notamment ceux de l'éminent directeur du Val-de-Grâce, M. Laveran, élucidaient l'étiologie des fièvres paludéennes. Je voyais se réaliser la découverte d'un moyen efficace pour combattre le germe palustre. Persuadé que la plasmode est le protée du paludisme, qu'il siège dans le sang et qu'il produit, en agissant sur lui et en l'empoissonnant, l'empoisonnement général de l'organisme et par conséquent la manifestation des symptômes généraux de cette maladie ; je me tournai avec ferveur vers la découverte de moyens qui agissent sur la cause nosogénique avec d'autant plus de rapidité que celle-ci évolue, agit et détruit en peu de temps. Poussé par cette idée, je procédai avec courage et conviction à l'introduction d'une grande quantité de quinine dans l'organisme au moyen d'injections sous-cutanées, et les résultats ont répondu à mon désir. La quinine, injectée dans le tissu sous-cutané, se trouve au bout de vingt minutes, dans le camp où l'ennemi est retranché, agit immédiatement sur lui, en lui livrant un conbat corps à corps; si sa quantité est égale à celle de l'ennemi, elle se rend maîtresse du champ de bataille; si, au contraire, la multitude du plasmode est innombrable et invétérée ou même se trouve fortifiée dans les corps en croissants ou sphériques, elle détruit alors les jeunes hémotozoaires et empêche la pullulation, vu qu'elle se trouve en contact immédiat et constant avec eux.

Je crois que l'absence de phénomènes nuisibles par l'emploi d'une grande quantité de quinine en injections dans les cas de fièvre paludéenne, est due à l'absorption rapide, à l'introduction immédiate du remède et à son influence sur le siège où le miasme évolue. Tandis que, si la quantité de quinine équivalente à la quinine à injecter est administrée à l'intérieur, il se produira de graves accidents, parfois mortels. Dans le premier cas, soit dans l'injection de la quinine, celle-ci consume toutes ses forces en entrant dans le sang pour dompter son terrible adversaire et produire la neutralisation de ses lésions, sans avoir le temps d'agir sur l'organisme et d'amener des complications. Mais, dans le second cas, c'est-à-dire pendant son administration à l'intérieur, pour qu'elle soit introduite dans la circulation du sang, il faut qu'elle passe par tous les organes digestifs, l'estomac, l'intestin et les organes lymphatiques et, au bout de quatre heures, en agissant diversement dans son passage, influencée, modifiée, affaiblie et assimilée, peut-être aux autres substances — que ne peut-il arriver dans ce laboratoire chimique, l'organisme, où maintes substances chimiques sont entassées, et qui peut déclarer connaître à fond les mystères d'Eleusis célébrés dans ses coins et recoins, — finalement elle entre dans le sang, alterrée ou non, mais toujours après quatre heures environ et non toute la quantité administrée. Avant donc qu'elle utilise ses forces contre le plasmode, elle les épuise ou les perd sur les différents organes au travers desquels elle est forcée de passer pour entrer dans le flux du sang et agir sur son ennemi. Je ne sais si cette hypothèse, appuyée sur l'observation clinique est d'hypostase réelle. Cependant de longue date déjà, répudiai l'emploi inférieur de la quinine, non seulement contre les formes pernicieuses du paludisme, mais aussi contre les formes intermittentes persistantes. Je pense même que, bien que risque de passer pour bien téméraire, son emploi intérieur doit être à jamais banni du traitement des fièvres paludéennes, alors même que le traitement actuel, par injection, est tellement merveilleux et efficace et a donné de si rapides résultats ; l'administration de la quinine à l'intérieur doit être réprimée seulement dans leur apothérapie; en outre, l'emploi long de la quinine à l'intérieur, provoque très souvent des gastrites très sérieuses, ainsi que l'a remarqué le professeur Hayem, et, moi-même, j'ai vu beaucoup de ces gastrites provenant de l'emploi continu de la quinine.

Je puis diviser en trois périodes thérapeutiques mes 200 observations sur les fièvres paludéennes. Dans la première j'ai eu 40 cas, que j'ai traités par l'emploi intérieur de la quinine ainsi que par d'injections en petites quantités. Vingt parmi eux, ceux qui fussent atteints gravement sont morts. La mortalité s'élève donc à 50 o/o. De ces 40 cas, 10 étaient des fièvres hémoglobinuriques palustres et 5 hémoglobinurie quinique ; la mortalité sur 100 o/o ! Je peux avec raison, appeler cette première période thérapeutique, la période de doute, car je me conduisais à la quinine avec la plus grande circonspection.

Dans la seconde période, sur 75 malades atteints des fièvres palustres pernicieuses les 15 sont morts. Nous avons donc une mortalité de 21 o/o. Des 75, les 19 étaient paludéennes hémoglobinuriques dont 4 sont morts ; et 6 se compliquaient d'hémoglobinurie quinique, dont l'un est mort. Mortalité 17 o/o. Pendant cette période, notre méthode thérapeutique fut systématisée et la timidité vers la quinine disparut complètement. L'appréciation aussi des symptômes généraux et et par conséquent l'intervention précoce, contribue largement à la diminution manifeste de la mortalité pendant cette période.

Dans la troisième période nous eûmes 42 cas dont 2 morts. Mortalité 4 o/o à peu près. Parmi eux, les 10 étaient hémoglobinuriques palustres et les 5 hémoglobinuries quiniques ; la mortalité de ces derniers diminue à o o/o. Je traitai mes 42 malades derniers, à l'aide de larges injections de quinine, mais je complétai ma méthode thérapeutique par d'injections de sérum artificiel.

Par cette combinaison, je pus constater de leur combinaison d'excellents résultats qui me surprirent et par laquelle j'agis efficacement sur des malades, que je croyais déjà morts et chez qui je fus appelé après le quatrième et même cinquième accès. Je puis donc soutenir avec raison que par la combinaison simultanée de la quinine avec le sérum artificiel il n'y a plus de morts à la suite de fièvres pernicieuses (Voir page 88 bis).

Le sérum, outre sa propriété antitoxique, tonifie l'organisme et le cœur ; épuisés par le miasme paludéen autant que par la quinine, contribue à leur plus rapide élimination par son action diurétique, et donne ainsi le temps au médecin de procéder, sans crainte et fermement, au surchargement du sang par la quinine sans qu'elle agisse sur les centres nerveux et par conséquent sur la vie du malade.

En me résumant, je termine mon traité abrégé en concluant que l'emploi de quinine à même temps que le sérum artificiel est appelée à obtenir la première place dans le traitement des fièvres paludéennes pernicieuses.

Pour montrer les résultats excellents du traitement par longues injections de quinine, avec combinaison, avec le sérum artificiel, nous mettrons ci-contre un tableau indiquant la mortalité des trois périodes thérapeutiques.

Comme on voit dans le tableau ci-contre, tandis que nous avions une mortalité de 50 o/o à la première période et une de 21 o/o à la seconde, à la troisième la mortalité s'abaissa sensiblement à 4 o/o. Je crois qu'une telle mortalité est presque rien.

Période Thérapeutique	Fièvres pernicieuses en général	Mortalité	Fièvres hémoglobinuriques palustres	Mortalité	Fièvres pernicieuses avec complication d'hémoglobinurie quinique	Mortalité
A	40	50 %	10	70 %	5	100 %
B	75	21 %	19	21 %	5	17 %
C	42	4 %	10	10 %	5	0 %

FIN

TABLE DES MATIÈRES

Achevé d'Imprimer
le Jeudi 15 Mars 1900,
par G. COLOMBIER,
Imprimeur
25, Rue des Grands-Augustins,
Paris.

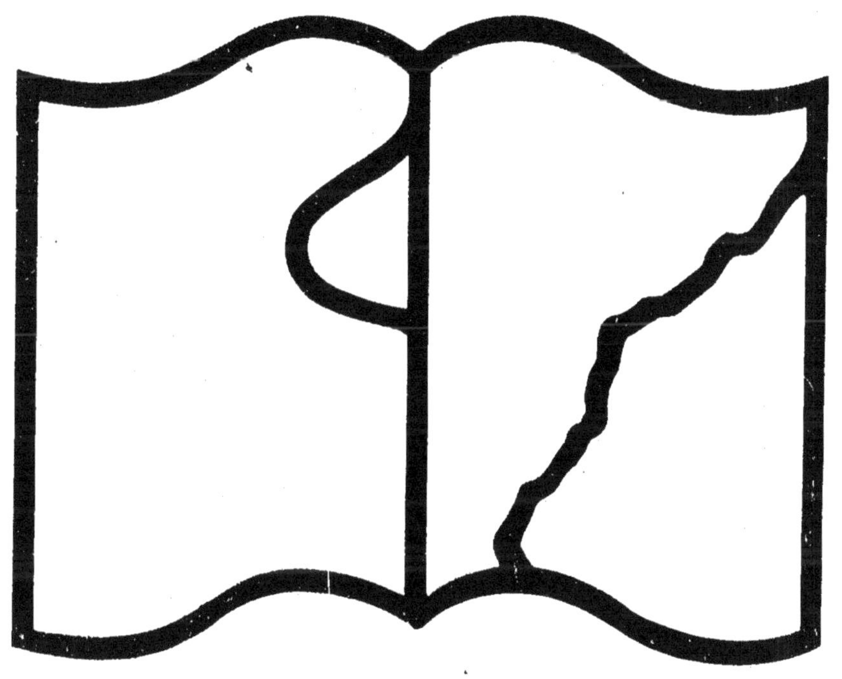

Texte détérioré — reliure défectueuse

NF Z 43-120-11

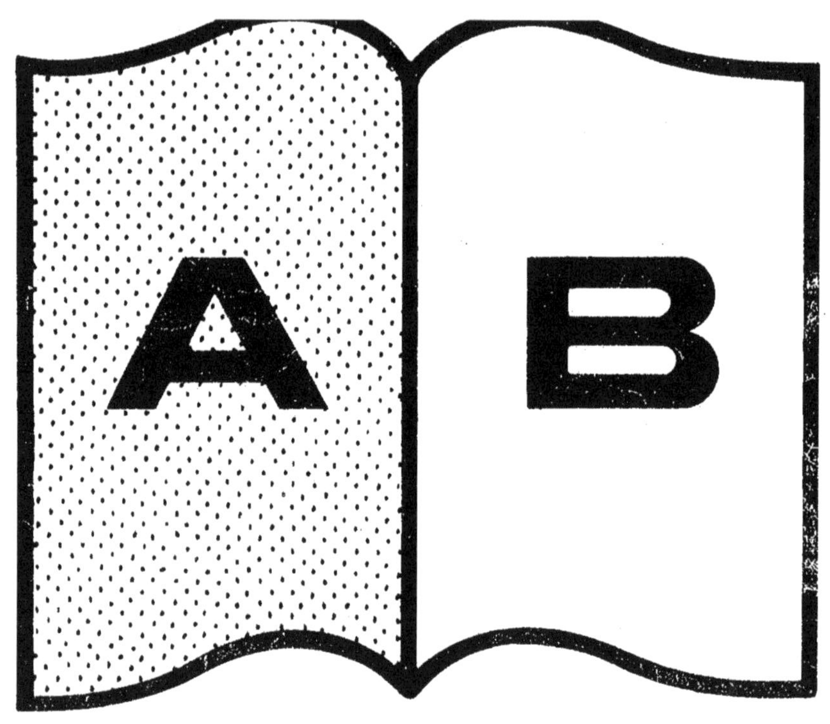

Contraste insuffisant

NF Z 43-120-14

www.ingramcontent.com/pod-product-compliance
Ingram Content Group UK Ltd.
Pitfield, Milton Keynes, MK11 3LW, UK
UKHW020341230726
13925UKWH00003B/900

9 782013 604499